TRAITÉ PRATIQUE

DE LA

PUSTULE MALIGNE

Par le Dr LÉON RAPHAËL, Médecin à Provins.

Ars medica tota in observationibus.
BAGLIVI.

Il faut ajouter :
Et in sanâ earum interpretatione.

Ratio veritatis consistit in adæquatione rei et intellectus.
S.-THOMAS D'AQUIN.

La vérité est à la fois dans les choses et dans l'esprit qui les juge.

PROVINS,

IMPRIMERIE DE LEBEAU.

—

1872.

TRAITÉ PRATIQUE

DE LA PUSTULE MALIGNE.

TRAITÉ PRATIQUE

DE LA

PUSTULE MALIGNE,

Par le Dr LÉON RAPHAËL, Médecin à Provins.

Ars medica tota in observationibus.
BAGLIVI.

Il faut ajouter :
Et in sanâ earum interpretatione.

Ratio veritatis consistit in adæquatione rei et intellectus.
S.-THOMAS D'AQUIN.

La vérité est à la fois dans les choses et dans l'esprit qui les juge.

PROVINS,

IMPRIMERIE DE LEBEAU.

—

1872.

PRÉFACE.

J'ai pensé qu'on pouvait encore faire utilement un travail sur la pustule maligne, même après les publications importantes sur cette maladie de MM. Bourgeois, d'Etampes ; Raimbert, de Châteaudun, et Guipon, de Laon ; et, je l'ai exécuté. Mais avant de me mettre à l'œuvre, j'ai demandé à Dieu de me faire la grâce de me conduire à bonne fin. Dans ce but je l'ai donc prié de me diriger à travers les mille difficultés que j'allais rencontrer, et de laisser présentes à ma mémoire toutes les connaissances qu'il m'a fait acquérir sur ce sujet pendant un exercice de plus de vingt-cinq ans, de manière que cet ouvrage puisse être complet, et qu'il soit autant que possible l'expression de la vérité.

Dans ce travail je ne parle ni du charbon, ni de la fièvre charbonneuse, parce que je ne les ai jamais observés et que je ne les connais pas par moi-même. Je m'éloigne encore sur plusieurs autres points des médecins que je viens de citer. Ainsi, j'ai cherché à être court en même temps que clair, et j'ai essayé de donner une description concise, mais précise et vraie de la maladie, en indiquant par ordre d'apparition tous les signes physiques qui la constituent, sans les reprendre après coup et les uns après les autres pour donner sur chacun d'eux des détails superflus; bien certain qu'en disant, en même temps qu'on les énonce, un mot sur les caractères qui les distinguent, on peut très-bien les faire suffisamment connaître. J'ai mis de côté toute érudition, c'est à peine si j'ai cité les noms et les opinions de quelques praticiens, et je me suis gardé de raconter sous forme d'observations de nombreux faits afin de pouvoir les généraliser. J'ai donné sans préambule ces généralisations, persuadé que personne ne doutera que je ne les ai appuyées sur des faits d'observation dont elles ne sont que les abstractions.

Ainsi, tout se suit, il n'y a ni coupures, ni interruptions, ni longueurs, et l'esprit du lecteur n'est pas à chaque instant détourné du sujet dont on a voulu le saisir et qui l'occupe, et il le comprend mieux.

J'ai démontré, en outre, que la pustule maligne est une véritable pustule, qui se termine par gangrène au lieu de se terminer par suppuration. Un autre nom serait donc mal choisi et ne lui conviendrait pas, il serait tout-à-fait en dehors de la nature de la maladie qu'il désignerait. J'ai justifié la division en quatre périodes d'Enaux et Chaussier, et j'ai montré qu'elle a une importance pratique considérable. J'ai fait, en un mot, ce travail dans un but essentiellement et uniquement pratique, comme cela devrait être pour tout ce qui a trait à la médecine ; aussi j'ai parlé longuement dans le diagnostic, le pronostic et le traitement de tout ce qui touche à la pratique, peut l'éclairer et la rendre plus prompte et plus sûre, et j'ai négligé au contraire les points de vue purement scientifiques, tels que les inoculations et l'histologie.

Appuyé d'une part sur l'impuissance de la nature à dominer le virus charbonneux et à le transformer en lui faisant perdre ses propriétés délétères, et d'autre part sur les guérisons spontanées de la pustule maligne, j'ai pu saisir deux indications radicales qui sont la raison de deux traitements différents : l'un ayant pour fin de détruire le virus, et l'autre celle de l'empêcher de se multiplier. De là, la possibilité de trouver un traitement autre que la cautérisation et l'extirpation. Or, l'expérience a prouvé que les feuilles de noyer guérissent sans faire de destruction; elles constituent donc le second traitemeut. C'est la justification doctrinale de ce moyen, consacré d'ailleurs par de nombreuses observations, et que presque tous les médecins ont rejeté *à priori* et sans l'avoir expérimenté.

Je termine, enfin, par l'interprétation du mode d'évolution de la pustule maligne; question de doctrine pathogénique qui donne en même temps la raison du mécanisme de tous les genres de guérison dans cette maladie, que la guérison soit spontanée ou due à un traitement quel qu'il soit. Ces considérations justifient l'épigraphe que j'ai choisie en la complétant : *Ars medica tota in observationibus,* précepte de Baglivi qui ne devient vrai que si on le termine ainsi : *et in sand earum interpretatione.*

Puisse ce travail être utile à ceux qui me feront l'honneur de le lire; c'est la seule récompense que j'envie.

DE LA PUSTULE MALIGNE.

CONSIDÉRATIONS GÉNÉRALES.

Définition.

La pustule maligne est une maladie spécifique, c'est-à-dire virulente et contagieuse, éminemment septique et gangréneuse.

Aperçu général.

Elle se manifeste sur le point de la peau où le virus a été déposé, par un bouton dont les caractères varient selon l'époque de son évolution et qui se termine par une gangrène plus ou moins étendue et plus ou moins profonde de la peau seulement, mais toujours limitée à des dimensions assez petites. Quelques jours après son début, ce mal qui jusque-là n'était que superficiel et local, envahit l'économie entière en y pénétrant peu à peu. Il survient alors des accidents généraux d'un empoisonnement caractérisé par la dépression rapide des forces vitales, l'affaiblissement et l'anéantissement progressif et simultané de toutes les fonctions et principalement des fonctions nutritives; véritable intoxication septique souvent mortelle. Cette gangrène de la peau et ces accidents généraux de dépression vitale, suivis après la mort d'une décomposition putride instantanée, indiquent assez la nature gangréneuse et septique de ce virus.

Eruption unique ou multiple. — Siége habituel.

Presque toujours unique la pustule maligne est très-rarement multiple, et encore il faut comprendre comment elle est multiple. Elle ne présente alors que deux ou trois pustules rapprochées les unes des autres, et cela ne va jamais jusqu'à une éruption discrète. Elle a son siége ordinaire sur les parties du corps qui sont habituellement à découvert et exposées ainsi à l'impression des agents du dehors, toutefois on ne la voit jamais sur la face palmaire des mains où l'épiderme est dur et épais. C'est dire qu'on la rencontre surtout sur le visage, le cou, les épaules, les membres supérieurs, le devant de la poitrine, les jambes et les pieds. Si on l'observe ailleurs, c'est qu'alors le contact du virus s'est fait dans des conditions particulières.

Professions qui y exposent. — Contrées où elle se rencontre.

Elle ne paraît le plus souvent qu'aux époques où règne l'affection charbonneuse des animaux et que là où ils sont, eux ou les débris qui en proviennent. Aussi elle atteint presqu'exclusivement les cultivateurs, les bergers, les domestiques de ferme, les habitants des villages où sévit une épizootie charbonneuse; ceux en un mot qui donnent des soins aux bestiaux et ceux qui vivent pour ainsi dire au milieu d'eux. Les gens qui d'autre part manient ou travaillent leurs dépouilles la contractent non moins souvent. Ce sont les bouchers, les équarrisseurs, les marchands de peaux, les corroyeurs, tanneurs, mégissiers, etc. On ne l'observe en général non plus que dans certaines contrées, la Beauce, la Brie, la Lorraine, la Champagne, le Roussillon, le Languedoc, la Bourgogne, etc., où le charbon des animaux est endémique; et comme le charbon, elle se voit plus particulièrement pendant les grandes chaleurs. Quoique nombreuse et fréquente dans un même pays et à la même époque, elle ne fait pas cependant ce qu'on appelle une épidémie. On ne la voit pas sévir sur un grand nombre d'habitants du même village, comme le fait une maladie qui tient à des influences générales et qui se transmet par contagion médiate. Mais elle atteint toujours, quand elle a l'apparence d'une épidémie, plusieurs villages dans chacun desquels elle est isolée ou à peu près.

Sa provenance.

Toutes ces circonstances démontrent que la pustule maligne vient à l'homme du dehors et qu'elle lui est communiquée par des animaux atteints de l'affection charbonneuse dite autrefois Feu.

Si on doutait de cette provenance, il serait facile d'en

trouver la preuve certaine dans d'autres considérations.

« On a vu, dit Boyer, des personnes contracter la pustule
« maligne à la main, pour l'avoir introduite dans le fon-
« dement d'une vache ou d'un bœuf attaqué du feu, ou
« pour l'avoir portée dans le gosier d'un de ces animaux
« malades ; d'autres au bras ou sur d'autres parties du
« corps pour y avoir reçu du sang d'un animal affecté de
« charbon. » C'est encore ce que prouvent surabondam-
ment des faits cliniques d'inoculation avec plaie. Dans
ces observations, la pustule maligne s'est montrée sur le
point même où le malade s'était blessé avec un instrument imprégné du virus charbonneux J'ai constaté plusieurs de ces cas dans ma pratique. Plusieurs fois l'inoculation avait eu lieu avec du virus fourni par le sang de
rate du mouton, une fois par la maladie du sang de
l'espèce bovine.

Quelquefois cependant le malade n'a pas une des
professions qui exposent à la pustule maligne, il vit loin
des bestiaux, l'affection charbonneuse n'existe pas dans
son pays, et il en est atteint dans une saison où elle ne se
montre pas ordinairement. Dans ces cas on finit parfois,
à force de questions, par savoir que le malade s'est éloigné
de chez lui ; il est allé dans un lieu où il y avait soit des
animaux charbonneux, soit de leurs débris, il n'a fait que
traverser cet endroit sans y séjourner, ou encore il y a
travaillé pendant quelques heures, par exemple. Mais
d'autres fois il est impossible de remonter jusqu'à la circonstance de l'affection charbonneuse que l'on trouve
d'ordinaire à l'origine du mal. Accusons alors notre impuissance et par suite notre ignorance et n'allons pas

nous efforcer de trouver une autre cause. Il y a tant de conditions qui peuvent nous empêcher de saisir cette circonstance et la soustraire à nos investigations les plus minutieuses et les mieux dirigées. Ainsi comment la trouver quand la transmission du virus s'est faite par les différentes espèces de mouches qui attaquent les animaux. Je crois en effet à ce mode de transmission et cependant je ne le connais pas expérimentalement. Mais en dehors même de cette sorte d'inoculation qui, pour ceux qui ne l'admettent pas, rendrait trop facile la supposition de la cause ordinaire, lors même qu'elle ne serait pas, il y a encore la dissémination de ce virus dans des lieux ou sur des objets où le malade ne le soupçonne pas. Or, sans dire qu'il conserve pendant plusieurs années sa propriété contagieuse, malgré les différentes préparations auxquelles ont pu être soumis la peau et les poils qui le recèlent et par lesquelles il a pu être altéré, il faut en effet de nouvelles observations pour confirmer de pareils faits, il est cependant avéré pour tous qu'il ne perd cette funeste propriété qu'après un laps de temps assez long et que les peaux qui proviennent d'animaux morts du charbon et qui en sont imprégnées, peuvent encore communiquer la pustule maligne pendant des semaines et même pendant des mois et la communiquent en effet ; les observations en sont faites. D'où il suit que si le contact de ces dépouilles a eu lieu à l'insu du malade, quand d'autre part il n'est en aucune façon exposé à l'influence de l'affection charbonneuse, il sera impossible de trouver la véritable cause et cependant elle existe. De même un vêtement, une pierre, un morceau de bois, une branche d'arbre, une épine dans une haie, etc., peuvent être imprégnés du virus charbonneux sans qu'on le sache, qui peut en effet le savoir? et communiquer la pustule maligne par simple contact avec ou sans excoriation. Comment dans tous ces cas pouvoir remonter à la circonstance de l'affection charbonneuse qui est cependant à leur origine et comment pouvoir soulever le voile impénétrable qui la dérobe?

Si donc la pustule maligne existe quelquefois sans qu'on puisse saisir la cause charbonneuse, cela n'est qu'apparent et non réel. Rappelons-nous alors que parfois cette cause ne peut pas être trouvée pour les motifs que je viens de donner ou en raison de circonstances analogues, et n'oublions pas que les observations où tout a été facilement déterminé, saisi et compris, doivent nous guider dans l'intelligence des faits semblables où quelques points restent obscurs et inconnus.

Il est donc vrai, l'affection charbonneuse des animaux est la seule cause de la pustule maligne; le virus qui l'engendre ne provient que d'elle.

Animaux qui la donnent.

Nos bestiaux qui sont presqu'exclusivement atteints du charbon sont donc aussi à peu près les seuls animaux qui nous communiquent ce virus. Aussi il nous vient plus particulièrement du mouton par le sang de rate, de l'espèce bovine par le sang ou la maladie du sang, du cheval et de l'âne par la fièvre charbonneuse. On rapporte cependant des faits qui démontrent qu'il provient aussi du lièvre et du lapin. Faut-il croire qu'il est encore préparé et par le loup et par l'ours. Si ces animaux ont, comme on le raconte, communiqué la pustule maligne, n'ont-ils pas servi d'intermédiaires seulement et de moyen de transport au virus, imprégnés qu'ils en étaient pour avoir mangé des chairs d'animaux morts du charbon. C'est là ce que je crois.

Le virus charbonneux ne pénètre que par la peau pour produire la pustule maligne et par contact direct.

Le virus charbonneux qui vient du dehors et de l'affection charbonneuse des animaux n'entre dans le corps de l'homme ni par les voies respiratoires, ni par les voies digestives pour y être absorbé et de là être porté sur le point de la peau où la pustule se développe. S'il pénétrait par ces voies l'éruption serait toujours précédée de prodrômes, symptômes généraux précurseurs ; elle se montrerait également sur toutes les parties du corps, même celles qui sont très-couvertes ; et si elle n'était que rarement confluente, elle serait au moins presque toujours discrète. Loin de là, on le sait, la pustule maligne présente sous tous ces rapports une manière d'être entièrement opposée et qui concorde avec le dépôt du virus sur un point du tégument externe. Cette éruption n'a jamais de prodrômes, elle marche de dehors en dedans, c'est-à-dire que les symptômes généraux sont toujours consécutifs aux symptômes locaux, elle est unique et ne va même pas, quand elle est multiple, jusqu'à l'éruption discrète ; enfin elle ne se montre que sur des parties découvertes exposées à l'impression des agents extérieurs. De plus, si la contagion interne, médiate, par l'air ou à distance, ou mieux si l'infection existait, on observerait de véritables épidémies de pustules malignes, nombre d'individus du même village, soumis forcément au même contage en seraient affectés en même temps; et au milieu d'une épizootie charbonneuse sévissant dans le pays, il n'y aurait pas qu'un seul malade ou quelques rares malades, deux ou trois au plus, comme cela est ordinaire. La contagion ne dépend donc pas ici d'une cause dont l'action est continue et générale, comme le serait un miasme répandu dans l'air; elle ne peut dépendre que d'une cause dont l'action est éventuelle, comme l'est en effet celle d'un virus liquide qui ne peut être transmis que par accident et qui en conséquence ne peut non plus agir qu'accidentellement.

Plusieurs fois on a constaté que le virus charbonneux introduit dans les voies digestives n'a causé aucun dérangement. Quand on a observé des accidents qu'on a cru devoir lui attribuer, ils ont été si différents des manifestations de la pustule maligne qu'on peut se prononcer sans crainte et dire que le virus charbonneux procédant du dedans au dehors n'amène rien sur la peau qui ressemble en quoi que ce soit à cette maladie.

Le virus charbonneux produisant la pustule maligne ne pénètre donc dans le corps de l'homme qu'appliqué sur la peau. Il s'y introduit alors soit par imbibition à travers l'épiderme, soit par inoculation sous l'épiderme ou dans l'épaisseur du derme. C'est donc seulement à la contagion externe et localisée sur un point de la peau qu'est due la pustule maligne.

Telles sont les raisons que l'on doit opposer aux tentatives de ceux qui font tous leurs efforts pour prouver que la pustule maligne se produit également par contagion interne et qui même n'hésitent pas à admettre ce mode de propagation.

Elle n'est pas spontanée.

La pustule maligne est-elle spontanée ? Cette question se présente naturellement, après celle de la contagion interne. Elle a été soulevée il y a déjà longtemps par Bayle, dans une dissertation soutenue en 1802, à l'école de médecine de Paris, et malgré la réfutation que Boyer en a faite, elle s'est encore renouvelée dans ces dernières années. M. Gallard l'a portée devant l'Académie de Médecine ; il l'a appuyée sur 34 observations dont voici l'expression générale. Souvent il y a des pustules malignes pour lesquelles il est impossible de remonter à la cause charbonneuse. C'est ce que savent tous les praticiens. Mais M. Gallard a cherché à entourer ces faits de garanties qui ont manqué jusqu'à présent; il les croit excellentes et cependant elles n'ont pas selon moi une grande valeur.

Qu'importe en effet que pendant une période de trente ans au moins, on ait observé des pustules malignes sans un exemple de maladie charbonneuse sur les animaux de la même localité, voir même de tout le département et de ceux qui l'entourent ? Qu'importe encore que cette circonstance soit attestée par plusieurs vétérinaires et par de nombreux médecins, si le fait sur lequel M. Gallard se fonde n'est pas contesté ? car il reste toujours le même, plus apparent que réel, et c'est ainsi que nous l'avons admis puisque nous avons prouvé qu'à l'origine de ces

pustules malignes la circonstance de l'affection charbonneuse ne fait défaut qu'à cause de notre impuissance à la
trouver, en raison de certaines conditions dans lesquelles
le virus se trouve par rapport au malade. D'où il suit que
même les observations alléguées par M. Gallard n'ont
aucune valeur pour démontrer la spontanéité de la pustule maligne.

Mais encore, sans objecter les erreurs de diagnostic
possibles, quoique difficiles selon moi, car il faut bien le
dire la pustule maligne est d'un diagnostic ordinairement
facile ; on peut se demander s'il est bien sûr que le charbon ne se soit jamais montré pendant la période de temps
indiquée. Les vétérinaires interrogés ont, j'en suis certain,
rendu compte de tout ce qu'ils savaient à ce sujet et de
tout ce dont ils se souvenaient. Mais leur mémoire leur
a-t-elle toujours été fidèle, et encore savaient-ils tout et
pouvaient-ils tout savoir? Une épizootie charbonneuse
même ne peut-elle pas avoir échappé à leur observation ?
Le cultivateur qui sait que le sang de rate est incurable
ne s'est-il pas résigné à ses pertes naturelles sans les
augmenter par des frais inutiles en appelant l'homme de
l'art; et n'a-t-il pas fait de lui-même ce qu'il jugeait le
plus convenable? Devant ces impossibilités d'une part et
d'autre part ces probabilités, l'opinion de la spontanéité
de la pustule maligne ne peut se soutenir.

D'ailleurs à ces raisons, tirées du sujet même des allégations de M. Gallard, s'ajoutent celles que fournissent les
différentes manières d'être de la pustule maligne considérées en elles-mêmes. En effet, tout ce que j'ai dit contre
la contagion interne s'applique contre la spontanéité.

Avec la spontanéité, l'unité de la pustule maligne, l'absence de prodrômes, la marche de dehors en dedans et le siége habituel sur les parties découvertes, ne s'expliquent pas. La spontanéité devrait donner lieu, comme la contagion médiate, à des épidémies, et cela n'est pas. C'est à tort, en effet, qu'on dit qu'il y a des épidémies de pustules malignes Épidémie nouvelle, dirai-je, qui ne frappe par village qu'une ou deux personnes, tout en se montrant en même temps dans plusieurs autres quelquefois voisins, mais souvent aussi très-éloignés les uns des autres. Quelle marche singulière? C'est une cause générale qui devrait agir par conséquent sur tous les habitants de la même contrée de manière à faire sentir ses effets sur la plupart de ceux qui sont réunis et agglomérés sur le même point, mais qui au lieu de cela limite son action à une ou deux personnes seulement, comme si elle pouvait se concentrer d'elle-même, se transformer et de générale ce faire accidentelle. Seule l'inoculation peut faire comprendre cet isolement de la pustule maligne par village en même temps que sa dissémination dans plusieurs. S'il faut en effet que le virus charbonneux soit porté sur la peau pour qu'il cause la pustule maligne, comme il n'y va pas seul et qu'il est nécessaire que des accidents l'y transportent, la pustule maligne relèvera de ces accidents qui seuls l'inoculent. Aussi, rien n'est régulier dans l'apparition des pustules malignes. On n'y trouve donc jamais, si nombreuses qu'elles soient dans une même localité et dans le même temps, cette marche croissante et décroissante qui caractérise en général l'épidémie. Sans l'accident de l'inoculation pas de pustule

maligne; sans l'accident de la chute par exemple, pas de
fracture. S'il y a beaucoup de fractures à la fois dans un
même pays, parce qu'il y a eu beaucoup de chutes, dira-
t-on qu'il y a une épidémie de fractures ? Au même titre
et pour la même raison, il n'y a pas non plus d'épidémie
de pustules malignes.

Avec la spontanéité de la pustule maligne, il faudrait
encore admettre que, sans la cause charbonneuse et sous
d'autres influences, l'organisme humain peut prendre et
prend en effet dans un point de son tégument externe la
modalité qui fait naître des manifestations semblables à
celles de la pustule maligne par inoculation. Mais si ces
manifestations sont réellement charbonneuses, elles en-
gendreront le virus charbonneux, et alors comment concevoir que deux organisations aussi différentes que celle
du mouton, par exemple, et celle de l'homme, puissent
élaborer et préparer chacune de son côté et spontanément
un virus identique. Cela se voit, il est vrai, pour des
espèces qui sont dans des classes analogues et qui pour
cette raison ont une grande ressemblance de *tempérie.*
Mais ici ces conditions n'existent pas plus pour le virus
charbonneux que pour les virus morveux, rabique.
L'homme et le cheval, l'homme et le chien ne préparent
pas ces virus chacun de son côté et spontanément. Rien
n'autorise donc une pareille exception pour le virus charbonneux, et il faut la démontrer avant de la donner en
preuve de la spontanéité. Si au contraire ces manifestations
ne sont pas charbonneuses, on se trouve en face de difficultés plus grandes encore, si cela est possible. Alors en
effet ces deux sortes de pustules ne sont pas de même

nature, elles ne reconnaissent pas la même cause, et il faut arriver à dire que deux causes différentes produisent des effets semblables. Car les pustules spontanées et les pustules par inoculation se ressemblent dans tous les symptômes qui les caractérisent, et nul ne peut signaler la moindre différence sous ce rapport. Les lésions fonctionnelles et les lésions organiques ou nutritives ne sont donc plus les éléments de diagnostic. Où allons-nous ? Bientôt on ne va plus s'entendre. La lumière s'en va, l'obscurité et le cahos la remplacent. Ecoutons :

Malgré l'identité des symptômes on établit et on admet une différence dans la nature des pustules malignes, à ce point qu'on fait des unes des pustules malignes vraies, et des autres des pustules malignes fausses. Les premières sans doute viennent par inoculation, les secondes spontanément. Dans l'impossibilité où l'on est de baser cette distinction essentielle sur des manifestations extérieures, on a voulu l'établir sur les différences de terminaison. On a prétendu que les pustules malignes vraies étaient seules mortelles, tandis que les fausses guérissaient toujours et d'elles-mêmes. Que d'allégations *à priori* et sans preuve clinique. De plus, c'est compter sans les divers modes d'action du virus sur des organismes différents. C'est trop naturel, aujourd'hui qu'on n'a pas le moindre souci des doctrines. Ce n'est pas tout, écoutons encore : Comme on cautérise toutes les pustules malignes, les fausses aussi bien que les vraies, et que par suite on ne peut plus savoir celles qui auraient fait mourir et celles qui se seraient guéries spontanément, et qu'alors les vraies et les fausses se confondent ; on a imaginé comme pierre de touche l'inoculation au mouton et au lapin; mais ces inoculations ne prouvent rien, comme nous le verrons. Comme conséquence, enfin, écoutons toujours, de ces contradictions, de ces confusions et de ces fausses et arbitraires distinctions, on a décrété que la cautérisation est le seul traitement de la pustule maligne vraie, et que les autres médications ne guérissent que des pustules malignes fausses. Aussi on les a rejetées comme inertes; que peuvent-elles être en effet par comparaison avec la cautérisation? Tout cela a été admis sans preuve expérimentale et d'après des suppositions qui n'ont aucune valeur. C'est de la science infuse; c'est juger sans avoir vu; cela coûte si peu. Et, on ne se doute pas qu'en déterminant ainsi *à priori* et sans expérience que tel corps n'a pas telle vertu, c'est limiter, comme je l'ai dit ailleurs, à nos conceptions étroites et mesquines les conceptions divines que la Providence a voulu réaliser dans la Création.

Toutes ces considérations démontrent que la pustule maligne n'est point spontanée chez l'homme, et qu'il n'y a que des pustules vraies. Ne croyons donc point que celles-là sont fausses qui guérissent spontanément; ces guérisons dépendent, soit des qualités du virus, soit des dispositions du sujet sur lequel il agit, soit enfin de conditions inconnues et qui nous échappent, et non d'une différence de nature dans la maladie. Toutes présentent en effet les mêmes manifestations, toutes ont donc la même essence et ne reconnaissent qu'une seule et même cause, toutes sont donc charbonneuses au même titre que l'affection des animaux dont elles proviennent.

Cette provenance est si bien établie et sur des présomptions qui équivalent à la certitude et sur des inoculations directes et cliniques qui ne laissent aucun doute, qu'il semble superflu de démontrer qu'en dehors du virus charbonneux la pustule maligne n'est pas et ne peut pas être. Je dirai cependant, pour les plus difficiles, que les piqûres anatomiques n'amènent rien qui lui ressemble, et que des inoculations faites sur des animaux avec des matières animales en putréfaction, n'ont jamais produit chez eux l'affection charbonneuse, comme le fait l'inoculation du virus charbonneux lui-même.

Arrière donc tous ces faits où la pustule maligne est attribuée à une autre cause. Quand des inoculations de matière animale en putréfaction ne développent pas le charbon sur les animaux ni la pustule maligne chez l'homme, comment concevoir que cela puisse avoir lieu avec des liquides venant d'animaux sains et tués pour servir à notre alimentation, ou par des animaux simplement surmenés, ou encore par la seule présence dans une maison de bestiaux en bonne santé? N'est-il pas plus rationnel et plus vrai de croire qu'en pareil cas la cause est toujours la même, mais qu'on ignore son mode d'importation et de propagation, d'autant que parfois il en est ainsi, et que souvent encore il est très-difficile de la saisir et de la connaître, comme je l'ai dit plus haut, quoique cependant on y arrive quelquefois encore à force de recherches.

La pustule maligne, le sang de rate, la maladie du sang et la fièvre charbonneuse, sont de même nature et constituent l'affection charbonneuse.

D'après tout ce qui a été dit, il est évident que la pustule maligne, le sang de rate, la maladie du sang et la fièvre charbonneuse, sont de même nature et qu'elles constituent une seule et même affection. C'est aussi ce que démontrent les expérimentations habilement dirigées par l'Association médicale d'Eure-et-Loir. Elles ont confirmé ce que l'observation clinique avait déjà révélé. Cette association a fait de nombreuses inoculations à plusieurs espèces d'animaux, parmi lesquels je ne citerai que le mouton, le cheval et la vache, avec 1° le sang de rate du mouton, 2° la fièvre charbonneuse du cheval, 3° la maladie du sang de l'espèce bovine, et 4° la pustule maligne de l'homme, et elle est arrivée aux résultats suivants. D'après M. Raimbert, dans son Traité des maladies charbonneuses, la communication se fait :

Pour le sang de rate : du mouton au mouton, au cheval et à la vache ;

Pour la fièvre charbonneuse : du cheval au cheval et au mouton, mais non à la vache ;

Pour la maladie de sang : de la vache au mouton, au cheval, mais non à la vache ;

Pour la pustule maligne : de l'homme au mouton.

L'expérience est toujours restée sans effet quand elle a été pratiquée sur un cheval, une vache ou un lapin.

Mais depuis ces expériences, l'inoculation de la pustule maligne au lapin a réussi. Toutes ces inoculations ne réussissent pas toujours , même sur le mouton. L'association d'Eure-et-Loir n'a réussi que dix fois sur quinze inoculations à des moutons.

De ces expériences , il est facile de conclure que ces quatre maladies sont de même nature , puisque chacune d'elles, inoculée au mouton , lui donne le sang de rate. Elles nous apprennent, en outre, que la pustule maligne réunit en elle toutes les conditions d'être de la maladie spécifique. Elle élabore et engendre dans son évolution un produit particulier qui a toutes les qualités des virus. Aboutissant de toutes ses manifestations, ce produit , ou mieux ce virus, est la crise naturelle et nécessaire qui la termine et la représente , car il a pour caractère propre le pouvoir de développer dans un organisme sain la maladie dont il provient. Il le provoque à effectuer la modalité qui lui a donné naissance et qui va le reproduire. Il fait donc espèce (*speciem facit*). Il est spécifique ainsi que la maladie qu'il crée.

Le virus de la pustule maligne est donc ce qui, inoculé à l'homme et aux bestiaux, produit l'affection charbonneuse et rien qu'elle. C'est là seulement, le pouvoir contagieux, ce qui le distingue et le fait connaître ; il échappe à toute investigation chimique et microscopique. Il est septique et grangréneux, puisque ses effets sont tels, nous l'avons vu.

Sa virulence, sa septicité et sa spécificité.

J'ai donc eu raison de définir la pustule maligne une maladie spécifique, c'est-à-dire virulente et contagieuse, éminemment septique et gangréneuse.

Toutefois, il faut le dire, l'expérience n'a démontré sa spécificité que par rapport au mouton, puisque les inoculations faites avec elle sur le cheval et sur la vache sont restées jusqu'à ce jour sans effet. Ainsi la pustule maligne engendrée par le sang de rate est spécifique, parce que le produit auquel elle aboutit, reporté sur le mouton, lui donne le sang de rate. Il doit en être de même pour le cheval, pour la vache et aussi pour l'homme; reporté sur le cheval, il devrait lui donner la fièvre charbonneuse; sur la vache, il devrait amener la maladie du sang, et sur l'homme, il devrait développer la pustule maligne. Autrement dit, le virus que la pustule maligne engendre, qui la représente et qui représente également toutes les affections charbonneuses des animaux d'où elle provient, doit, reporté sur chacun d'eux et sur l'homme, y faire naître le charbon dans la forme propre à chacun d'eux, c'est-à-dire avec les manifestations symptômatiques qu'il présente dans chaque espèce et qui sont dues sans doute à des différences de constitution et de tempérament. C'est là ce que veut la doctrine de la spécificité, et elle le veut d'une façon presque absolue, à quelques exceptions près. Si donc dans une maladie qui comme la pustule maligne est regardée spécifique, parce qu'elle s'est montrée telle assez souvent, il y a des faits nombreux qui échappent à cette règle, il faut ou que la spécificité ait été mal jugée et qu'elle soit rejetée, puisqu'alors elle ne comprendrait pas tout ce qu'elle doit embrasser, ou que ces nombreuses exceptions dépendent de circonstances et de conditions particulières entièrement inconnues jusqu'à ce jour, que souvent il est très-difficile de découvrir et d'apprécier et qu'il ne faut pas moins chercher à reconnaître. Or, c'est ici le cas ou jamais de cette dernière explication. La pustule maligne est évidemment spécifique, les inoculations le plus souvent fécondes sur le mouton en font la preuve irrécusable, et si sa spécificité ne se manifeste pas plus souvent encore sur le mouton, si, d'autre part, elle ne s'est pas montrée jusqu'à présent sur le cheval et sur la vache, c'est que d'une façon ou d'autre nous ne nous plaçons pas dans les conditions voulues pour que nos expériences soient suivies de succès. Tous ces faits ne peuvent être et ne sont négatifs qu'en apparence. Il y a, croyons-le, un inconnu qui nous met hors la voie. Il faut le chercher et s'efforcer de le trouver plutôt que de nier la spécificité de la pustule maligne si bien établie d'autre part ; alors tout rentrera dans la règle. Ce travail appartient à l'avenir.

Contagion de l'homme à l'homme.

Donc encore, la pustule maligne est contagieuse de l'homme à l'homme. Je sais que des expériences ont été faites et que l'on a cité des observations qui prouveraient le contraire. Ainsi, Rayer raconte qu'un de ses internes, M. Bonnet, de Poitiers, s'est inoculé en vain le virus de la pustule maligne. L'Association médicale d'Eure-et-Loir a inoculé impunément dans leurs parties saines des hommes affectés de pustule maligne avec de la sérosité provenant du pourtour de cette pustule. M. Raimbert rapporte qu'une mère nourrice fut prise d'une pustule maligne qui l'a fait mourir, et qu'elle a continué jusqu'au dernier moment à allaiter son enfant et à soutenir sur son bras malade la tête de cet enfant pendant qu'il dormait ; on l'a même vu son visage reposant sur la partie gangréneuse, et tout cela sans lui communiquer son mal. Elle ne l'a pas donné non plus à son mari qui n'a pas cessé de coucher avec elle.

Mais tous ces faits, par rapport à la contagion de la pustule maligne de l'homme à l'homme, n'ont aucune valeur, si la sérosité qui vient du pourtour ne contient pas le virus. Or, cela pourrait être sans que je puisse l'affirmer. Ainsi, l'Association médicale d'Eure-et-Loir n'a pas mieux réussi que sur l'homme en inoculant cette sérosité au mouton, au cheval, à la vache et au lapin, tandis qu'elle a eu des inoculations fécondes sur le mouton quand au lieu de la sérosité elle a introduit dans le tissu cellulaire sous-cutané un ou plusieurs lambeaux de la pustule elle-même.

Je vais plus loin et j'admets que la sérosité soit virulente, mais alors il faut déterminer si celle de l'aréole vésiculaire et celle des vésicules éloignées de la pustule le sont l'une et l'autre, ou si la première l'est seulement. Il faudra ensuite savoir à quelle époque de son évolution apparaît la qualité virulente. Enfin, après avoir déterminé toutes ces inconnues, il resterait encore à reconnaître comment doit être faite chez l'homme l'inoculation de la sérosité virulente. Doit-on la porter dans le tissu cellulaire sous-cutané, ou seulement dans l'épaisseur du derme ? Ne doit-on, enfin, l'appliquer que sur la peau animée par un léger frottement qui aurait déplacé quelques plaques d'épiderme ou pouvant même être excoriée superficiellement et dans un point imperceptible ? C'est

le plus souvent par ces deux derniers modes d'inoculation que la contagion ordinaire se fait des animaux à
l'homme, car il est très-rare de voir sur le point où siége
la pustule maligne les traces d'une plaie ou même d'une
excoriation un peu étendue. Devant toutes ces difficultés,
que signifient donc tous ces faits, contraires en apparence,
de la contagion de l'homme à l'homme? Ils ne prouvent
absolument rien, puisqu'il n'est pas possible d'affirmer,
même pour un seul d'entre eux que la sérosité, si elle
était virulente, s'est trouvée dans les conditions voulues
pour que son inoculation soit féconde. On ne peut donc
rien dire de positif et de certain contre la contagion de
l'homme à l'homme. On cite, au contraire, plusieurs
observations en sa faveur. Ainsi :

Thomassin raconte que la femme d'un cultivateur qui
avait une pustule maligne s'est donnée la même maladie
en essuyant ses yeux avec ses doigts imprégnés de la
sérosité provenant des vésicules du mal de son mari,
qu'elle avait ouvertes avec une épingle.

Hufeland rapporte qu'une femme atteinte de pustule
maligne l'a communiquée à une autre femme qui cou-
chait avec elle.

M. le docteur Maucourt cite un fait bien plus probant
et difficilement réfutable, le voici : Une femme qui avait
deux pustules malignes sur le dos de la main, quitte son
village où le charbon règne sur les animaux, pour aller
chez sa fille dans une ville très-élevée, où le médecin qui
exerce depuis plus de trente ans n'a jamais observé cette
maladie. Là, son mal se développe; elle reçoit les soins
de sa fille qui, à son tour, eut une pustule maligne qu'elle

ne peut avoir gagnée que de sa mère, puisque dans ce temps aucun animal ne fut attaqué du charbon dans cet endroit.

M. Raimbert donne une observation qui en vaut trois. C'est dans son ouvrage la cinquième que voici : Un mégissier avait une pustule maligne, son père, qui était charpentier, couche avec lui pendant deux nuits avant qu'elle soit cautérisée, et il meurt quelques jours après du même mal. La fille aînée du charpentier, âgée de 22 ans, essuya ses larmes le jour de la mort de son père avec un mouchoir dont elle s'était servie pour enlever l'écume qui sortait de la bouche du mort, et fut prise d'un œdème malin des paupières à droite. Sa sœur âgée de 12 ans, qui lui a donné ses soins, eut également une pustule maligne au bras droit.

M. Guipon raconte tenir d'un de ses confrères bien informé, qu'un médecin, pour calmer un malade qui lui reprochait d'avoir méconnu une pustule maligne dont il était atteint, s'est inoculé à l'avant-bras de la sérosité venant du bouton même de cette pustule, et qu'il en eut une dont il guérit, malgré des accidents graves d'intoxication.

Il dit encore avoir appris, d'un autre de ses confrères, qu'une femme venue de plusieurs lieues pour soigner sa fille d'une pustule maligne, en fut atteinte pour avoir lavé les linges du pansement.

Il rapporte enfin le fait suivant, qui en vaut deux : Une malade, affectée de pustule maligne, recevait les soins de deux personnes, d'une femme et de sa fille ; la première eut une pustule maligne, la seconde la communiqua, sans en être atteinte elle-même, au nourrisson qu'elle allaitait.

Tous ces faits sont plus que suffisants pour prouver la contagion de la pustule maligne de l'homme à l'homme, encore bien qu'on en élimine plusieurs dont on pourrait expliquer la provenance autrement que par la transmission de l'homme à son semblable. Mais il en reste au moins deux, si non trois, qui ne peuvent pas avoir un autre point de départ que celui de la pustule maligne. Ainsi, nous ne tiendrons pas compte de toutes les observations courtes et qui manquent de détails, ni de celles où les malades peuvent avoir pris la pustule maligne, non les uns des autres, mais à la source ordinaire, l'affection charbonneuse des animaux, dans des temps différents quoique rapprochés, ou dans le même temps, et chez lesquels alors la différence de la durée de l'incubation a fait varier l'apparition du mal. A la rigueur, cependant, chacune de ces observations n'est que douteuse, au point de vue qui nous occupe, et n'est pas absolument négative. Quoi qu'il en soit, nous retrancherons donc à ces divers titres le fait de Thomassin, celui d'Hufeland, celui de M. Raimbert à triple valeur moins celui de la transmission par le mouchoir qui a servi à enlever la salive, l'avant-dernier de M. Guipon et son dernier à double valeur. Mais il en restre trois : le premier, qui est évident par lui-même, celui du médecin dont parle M. Guipon ; le second, que l'on ne peut pas s'expliquer autrement que par la transmission de l'homme à l'homme, celui de M. Maucourt, et le troisième, un des trois que rapporte M. Raimbert dans sa cinquième observation', celui d'un œdème malin provenant par inoculation à l'aide d'un mouchoir imprégné de salive virulente.

Or, ces trois faits établissent la contagion de la pustule maligne de l'homme à son semblable. Si nombreux que soient les faits négatifs, ils ne peuvent anéantir ceux qui sont positifs et affirmatifs, lors même que ces derniers seraient réduits à un seul. Tous ces faits ne peuvent donc avoir entre eux qu'une apparence contradictoire ; au fond ils se ressemblent tous, et si quelques-uns ne manifestent pas leur spécificité par leur transmission de l'homme à l'homme, c'est qu'en dehors de leur essence virulente et contagieuse il y a des conditions qui s'opposent à cette manifestation. A nous de les chercher, de les trouver et de les faire connaître. Ces mêmes faits établissent encore que la sérosité dans la pustule maligne, et que la salive d'un malade mort par suite de cette maladie, sont virulentes. D'où l'on peut conclure que le virus charbonneux se répand dans tout le corps d'un homme atteint de pustule maligne, à mesure que se développent les accidents généraux d'intoxication et qu'il envahit ainsi toute l'économie. A quel moment de l'évolution de la pustule maligne la sérosité est-elle virulente ? à quel moment tous les organes le sont-ils ? On l'ignore encore. C'est surtout en insérant dans le tissu cellulaire sous-cutané une portion de l'escarre de la pustule maligne que les inoculations se font et réussissent sur les animaux.

Mais ne soyons pas surpris qu'il n'y ait qu'un très-petit nombre de cas de transmission de l'homme à l'homme. Elle ne peut se faire que par le transport d'un liquide, elle ne peut donc qu'être accidentelle, et non générale et fréquente, comme si le contage était gazeux et si répandu de lui-même dans l'air il se trouvait forcément porté sur des organismes sains, qui alors ne peuvent pas plus échapper à son action qu'à celle de l'air qui le renferme. C'est là déjà ce qui explique pourquoi il y a très-peu de pustules malignes comparativement aux affections charbonneuses des animaux. Le plus souvent en effet ce sont les dépouilles de ces animaux morts du charbon qui transmettent le virus à l'homme. Dans la pustule maligne il 'n'y a rien à craindre de semblable sous ce rapport. Il est rare d'autre part que pendant sa durée et son évolution les gens qui entourent le malade et qui lui donnent des soins puissent être contaminés.

Comme dans toutes les maladies spécifiques, le malade qui a été atteint d'une pustule maligne en est-il préservé, par ce fait même, pour toujours ou pour un temps plus ou moins long? Je crois à cette immunité sinon absolue mais au moins temporaire, si la maladie ne s'est guérie qu'après avoir imprégné toute l'économie et quand elle a été presque jusqu'à son terme. Cependant je dois dire que cette question me paraît très-difficile à résoudre, même par l'observation. Les faits, s'il y en a, de malades atteints à plusieurs reprises de cette maladie ne prouveraient pas qu'elle ne peut pas leur donner l'immunité. Il y a de cela une raison excellente, c'est qu'en cas de guérison elle n'achève presque jamais son évolution. Je ne crois pas en effet que la pustule maligne puisse donner l'immunité, quand elle est arrêtée dans sa marche avant qu'elle soit arrivée à sa dernière période. Or, cela existe presque toujours, on la détruit le plus souvent à son début par la cautérisation. Que prouvent d'autre part les faits contraires ? A ceux qui disent que la pustule maligne préserve les malades qui en ont été atteints, parce qu'ils ne l'ont jamais rencontrée qu'une seule fois sur les mêmes personnes, c'est là aussi ce que j'ai observé, on peut répondre que cette immunité n'est qu'apparente. Cette apparence a sa raison d'être dans le mode d'origine de la maladie. Nous le savons tous, la pustule maligne est accidentelle et fortuite comme ce mode d'origine lui-même, et si elle ne se montre pas plusieurs fois sur le même sujet, il est permis de croire que cela tient à ce qu'il n'a pas eu de nouvelles inoculations.

Pendant le mois de novembre 1869, dans un village où régnait une épidémie de fièvres muqueuses assez graves, j'ai vu un jeune enfant de cinq ans atteint de cette fièvre, après trois de ses frères qui l'avaient eue. Je l'avais soigné six semaines auparavant d'une pustule maligne qui n'a guéri qu'après des accidents généraux. Ce fait prouve que la pustule maligne ne préserve pas de la fièvre muqueuse qui a avec elle une certaine analogie, en ce sens que l'une et l'autre sont spécifiques et contagieuses.

Influences de l'âge et du sexe.

Je termine ces considérations générales en faisant remarquer que si l'âge du travail et le sexe masculin sont plus exposés à la pustule maligne, cela ne tient pas à une ou plusieurs conditions qui leur seraient essentielles et qu'on y rencontrerait toujours comme une dépendance nécessaire et forcée. En conséquence, il n'y a pas à faire sous ce rapport des recherches particulières. Tous les âges, les deux sexes, et tous les tempéramments contractent également la pustule maligne, s'il y a inoculation du virus charbonneux. Si les enfants, les vieillards et les femmes ont rarement cette maladie, c'est qu'ils ne se trouvent pas souvent en rapport avec ce virus, les premiers parce qu'ils ne travaillent pas encore, les seconds parce qu'ils ne travaillent plus et les dernières en raison de leur genre d'occupation.

PARTIE DESCRIPTIVE.

Justification de la dénomination pustule maligne.

Avant d'aborder la partie descriptive, j'ai à parler du nom de pustule maligne donné à la maladie qui nous occupe et de sa division en quatre périodes par Enaux et Chaussier. Je veux faire voir que souvent il faut respecter ce que les anciens ont fait, l'accepter et ne le remplacer qu'après avoir longuement réfléchi et pour faire mieux qu'eux. Car nous avons à nous prémunir contre le désir devenu trop général aujourd'hui de faire du nouveau. Ce désir a perdu et perd encore de très-bons esprits et ce qu'il y a de plus grave c'est qu'il fausse la science pour longtemps.

La pustule maligne se nomme encore puce maligne, bouton malin, feu persique. En Brie c'est le charbon pour les gens de la campagne qui en Beauce lui donnent également ce nom tout court. Plusieurs modernes trouvent qu'elle a été improprement nommée pustule maligne, et ils ne conservent cette dénomination que pour se conformer à l'habitude et parler le langage de tout le monde. Pour moi, je la garde et la trouve excellente, car elle indique à la fois et la constitution de l'éruption qui caractérise cette maladie et la nature de la cause qui l'engendre. Je ne veux pas dire par là qu'il faille lui appliquer entièrement la définition de la pustule par Willan. Je sais très-bien qu'on n'y trouve pas de pus, mais c'est précisément parce que le pus ne se produit pas dans cette éruption dont tous les caractères le font présager et annoncent son arrivée, que les anciens l'ont jugée de mauvaise nature et qu'ils l'ont appelée pustule MALIGNE. M. Raimbert me paraît avoir la même pensée sans l'expliquer aussi formellement (pag. 1), il dit : « Le nom de pustule « donné à cette affection n'implique pas, comme l'ont « pensé quelques médecins, la présence nécessaire du pus « dans la vésicule qui est au contraire remplie de sérosité. « La définition des maladies pustuleuses introduite par « Willan dans la pathologie cutanée et adoptée par la « plupart des dermatologistes ne lui est donc pas tout-« à-fait applicable, quoiqu'elle en possède les autres « caractères. »

Loin donc de trouver fautive et erronée la dénomination de pustule maligne, j'entreprends de la justifier. Je n'aurai pas en cela grande difficulté, car prise dans la constitution même de la forme éruptive que revêt cette maladie, elle rappelle la constitution de toute pustule. D'abord par son aspect et à première vue, avant de savoir s'il y a ou s'il y aura de la suppuration, la tumeur de la pustule maligne ressemble parfaitement à une pustule, et si la dénomination qu'on lui a donnée n'est pas due à l'intelligence de sa constitution, il faut avouer qu'après cette première impression l'instinct de ceux qui l'ont ainsi nommée les a sûrement guidés. Qu'est-ce, en effet, qu'une pustule ? Ce n'est pas, comme le dit Nysten dans· son dictionnaire, « une très-petite tumeur qui suppure au sommet, » mais bien une très-petite tumeur qui le plus souvent suppurera au sommet, car le pus n'y arrive pas d'emblée. Il y a constamment au début de toute pustule de la sérosité sous l'épiderme de son sommet, avant qu'il y ait du pus, quand il doit en venir. Jusqu'à présent ressemblance complète entre la pustule maligne et tôute autre pustule. Mais ici commence l'écart. Dans la pustule maligne la sérosité disparaît et le sommet de la tumeur se mortifie. Dans toute autre pustule la sérosité se transforme le plus souvent en pus, car il arrive parfois qu'un accident, tel que la putridité dans la variole, empêche cette transformation. Cependant les pustules avortées dans leur évolution n'en sont pas moins des pustules. La présence du pus n'est donc pas le caractère essentiel et distinctif de la pustule. Willan n'a donc pas pris sa définition sur nature. Ce qui caractérise toute pustule, c'est un ensemble de signes qui ne peuvent pas se résumer en un seul mot et qui ne peuvent se comprendre que dans une description ; on les saisit facilement sur le malade. C'est une très-petite tumeur du derme, consistante sans avoir la dureté papuleuse, qui s'applatit et s'élargit un peu en se développant très-rapidement, dont le sommet se remplit de sérosité et dont la marche aiguë fait pressentir une terminaison par suppuration si rien ne s'y oppose. Or, c'est là la description constitutive de la pustule maligne aussi bien que celle de toute pustule. Seulement, la suppuration qui arrive presque toujours dans toute pus-

tule et qui y manque rarement, parce qu'il y a rarement
quelque chose qui s'y oppose, n'arrive jamais dans la
pustule maligne, parce que sa nature gangréneuse s'y
oppose toujours. La pustule maligne se termine par gangrène au lieu de se terminer par suppuration. C'est même
pour cela qu'elle a reçu le nom de pustule maligne. Ce
nom veut dire tumeur qui devrait suppurer mais qui au
lieu de suppurer a une terminaison funeste. Comme en
effet cette tumeur est maligne! Sans l'expérience qu'on
en a et à juger *à priori* par la marche des tumeurs cons-
tituées comme elle et avec lesquelles on la compare, on
doit s'attendre et l'on s'attend en effet à une terminaison
heureuse, mais point du tout, elle trompe et elle se termine
par la gangrène et même par la mort. Il faut avouer que
cette dénomination, pustule maligne, a été bien sentie,
bien saisie et bien rendue. Comme il est heureux qu'on
l'ait respectée par habitude!

Justification de la division d'Enaux et Chaussier en quatre périodes.

Je me propose maintenant de prouver que la division
des symptômes de la pustule maligne en quatre périodes
d'après Enaux et Chaussier est naturelle, qu'il est inutile
d'en chercher une autre qui ne peut pas la valoir, comme
cela est évident quand on considère celles qu'on y a
substituées. Cette division se base sur des manifestations
constantes et apparentes que l'évolution de la pustule
maligne détermine dans ses caractères extérieurs. Chacune des périodes est marquée par un ou plusieurs phénomènes qui ne manquent jamais, quand la marche est

régulière, et dont l'apparition suffit pour indiquer au praticien à quel temps de la maladie on est, ce qui est déjà arrivé et ce qui reste à survenir. Je trouve que cette division est naturelle, rationnelle et conforme à une judicieuse observation, pour me servir des expressions de M. Guipon, quoiqu'il y ait des pustules malignes qui se terminent par la mort ou par la guérison sans compléter leur développement. Comme tout ce que fait l'homme cette division n'est assurément pas parfaite, et il y a quelques cas rares de pustules malignes auxquels elle ne convient pas, ceux qui ne complètent pas leur évolution. Mais ces exceptions confirment la règle et la division qui doit s'adresser à la généralité ne doit pas en tenir compte. C'est là, j'en conviens, son imperfection, mais elle est inhérente à la nature des choses. Encore est-ce une imperfection plus apparente que réelle. Quand la pustule maligne fait mourir sans avoir évolué complètement, ce n'est plus par suite de l'intoxication générale qui caractérise la quatrième période ; cela ne peut être qu'en raison de son siége. Elle a alors enrayé une fonction incessamment nécessaire au maintien de la vie. Elle a arrêté, par exemple, la respiration par suite de l'œdème de la glotte et des cordes vocales, quand la pustule maligne se trouve placée sur la partie antérieure du cou. Mais le médecin qui connaît la division en quatre périodes saura apprécier mieux que qui que ce soit où en était son malade. Par suite il dégagera plus facilement l'accident survenu, et attribuera la mort à sa véritable cause. S'il arrive que l'empoisonnemenl soit hâté, précipité, s'il survient presqu'au début, c'est très-rare, le même médecin saisira mieux que tout autre cette exception, il verra à l'instant même quelles périodes c'est-à-dire quels symptômes ont manqué et il saura dire l'espèce d'exception qu'il vient d'observer. Quand la pustule maligne ne complète pas son développement parce qu'elle guérit, rien de plus facile à ce même médecin de dire à quel temps de la maladie sa marche s'est arrêtée, de combien elle était avancée, et ce qu'elle avait encore à faire quand l'amélioration a commencé. Ces exceptions font sentir, ici particulièrement, la valeur réelle de la division que je défends. Outre ces avantages que je viens de signaler, elle a encore celui de faciliter la description de la pustule maligne, elle la rend claire, nette et précise.

Incubation.

Il y a bien en dehors de ces quatre périodes un temps, dit incubation, qu'il ne faut pas oublier de noter. C'est le temps qui s'écoule entre la manifestation des premiers symptômes sur le point où le virus a été déposé et le moment de son inoculation. Sa durée qui n'est pas encore déterminée varie de plusieurs heures à quelques jours. Mais elle ne comporte aucune description puisqu'elle est caractérisée par l'absence de tout phénomène morbide. Elle ne peut donc pas modifier notre division sous laquelle Enaux et Chaussier nous ont appris à ranger, par ordre d'apparition, l'ensemble des symptômes qui constituent la pustule maligne. Les quatre périodes de cette division sont tellement dans la nature qu'on ne peut s'en passer pour l'intelligence de cette maladie. Chacune d'elle apporte une notion plus ou moins positive pour le diagnostic. Voyons plutôt :

Première période.

Période de diagnostic difficile, à peu près impossible. Elle dure de 24 à 36 heures. Dans cette période le malade éprouve sur le point où le virus a été déposé une démangeaison ou un picotement vif mais momentané. Puis il se produit sur le même endroit, au sommet d'un petit bouton dur qui ressemble à la piqûre d'une puce, un peu de sérosité sous l'épiderme soulevé. Cette vésicule ne tarde pas à s'ouvrir spontanément, ou le malade la déchire en se grattant et à sa place se voit un petit point d'un gris jaunâtre. Alors commence la seconde période. A-t-on jamais pu constater *de visu* cette première période, et sa description a-t-elle été faite sur nature ? Je n'ose l'affirmer ; les malades ne viennent pas consulter le médecin pendant sa durée. C'est, dit Boyer, en décrivant la deuxième période, à ce moment que l'attention des malades s'éveille seulement et c'est alors qu'ils viennent réclamer les secours de l'art. Je dois dire de mon côté que le plus souvent je ne vois ces malades qu'au commencement de la troisième période. Je suis donc porté à croire que la première a été décrite par analogie et par comparaison, d'après la deuxième. La première vésicule doit se produire dans la première période comme celles qui se développent dans la deuxième et suivre les mêmes phases.

Seconde période.

Période de diagnostic qui s'affirme, elle dure de quelques heures à deux jours environ. Alors le bouton caractéristique se dessine. Ainsi à la place de la première vésicule, il y a un petit point d'un gris jaunâtre ; autour de ce point et sur le derme qui se tuméfie à ce niveau, se forment de nouvelles vésicules qui s'ouvrent bientôt comme la première, laissent chacune un point d'un gris jaunâtre qui se réunit au premier et en augmente les dimensions, pendant que de nouvelles vésicules se forment autour de ce point central qui est déprimé et qui formé par le derme mortifié constitue une escarre dite escarre lenticulaire. Ainsi dans cette période le bouton qui forme l'éruption, ou la pustule, se développe complètement et prend tous les signes qui le distinguent. Il revêt un aspect, une forme et une configuration qui lui sont propres; il est lui tout entier, et on peut l'appeler avec M. Bourgeois, d'Etampes, bouton caractéristique. Dans son aspect il est bleuâtre, livide, violacé ou d'un jaune pâle blafard. Il est dans sa configuration parfaitement arrondi et quelquefois ovale, arrivant presque toujours aux dimensions d'une pièce de vingt centimes environ, allant parfois au-dessus et restant quelquefois aussi au-dessous, et même ces petites pustules ne sont pas les moins graves. Enfin il est dans sa forme aplati, élevé au-dessus du niveau de la peau, consistant à sa base, déprimé à son centre et présentant dans sa circonférence une foule de vésicules confondues le plus souvent à leur base et distinctes les unes des autres par leur sommet, de manière à former comme une espèce de couronne grenue ou granulée selon le volume des vésicules. Cette couronne se nomme l'aréole vésiculaire. Elle est rarement formée par une seule vésicule à surface régulière. Le centre ou l'escarre lenticulaire est noir ou d'un gris jaunâtre, insensible à la piqûre, dur et résistant au bistouri qui l'incise, s'il est noir. Les vésicules sont remplies d'une sérosité roussâtre ou d'un jaune citrin.

Les démangeaisons deviennent en même temps plus vives et plus fréquentes, il y a même un sentiment de chaleur et de cuisson. Les ganglions lymphatiques de la région malade s'engorgent, mais on voit rarement · et même très-rarement, pour ne pas dire plus, les traînées inflammatoires des vaisseaux lymphatiques qui s'y rendent. A la fin de cette période on observe une sorte d'empâtement de la peau autour de la pustule, il indique que la troisième période va commencer. Enfin il y a à peine dans cette période quelques symptômes généraux, sauf un malaise général et un peu de lassitude qui n'empêchent pas le malade de continuer ses occupations.

Troisième période.

Période de diagnostic qui se confirme. Elle dure de un à trois jours environ. Dans cette période le gonflement qui avait déjà commencé à paraître à la fin de la seconde, prend des dimensions de plus en plus considérables et cela plus ou moins rapidement, mais le plus souvent très-vite. C'est une tuméfaction particulière de la peau et du tissu cellulaire sous-cutané qui débute autour de la pustule et qui s'étend au loin, mais souvent plus d'un côté que d'un autre. Elle constitue comme une sorte d'œdème sur lequel la peau quelquefois ne change pas de coloration et d'autres fois en prend une d'un jaune blafard, ou devient encore rouge, parfois comme érysipélateuse. Cet œdème acquiert dans cette période assez de développement en longueur, largeur et épaisseur pour déformer déjà beaucoup par son volume la partie où siége le mal ; il est éléphantiasique et forme des saillies, des dépressions et des sillons qui ne se voient dans aucun autre et qui le caractérisent. Toujours à son début il est, quand on l'agite, tremblottant comme de la gelée de viande, ne garde jamais l'impression du doigt qui le presse, devient dur comme du bois dans les parties les plus rapprochées du bouton et par conséquent les plus anciennes, de manière qu'il forme dès le commencement de cette période un véritable noyau d'induration sur lequel est assis le bouton caractéristique, offrant moins de consistance et comme une sorte de rénitence à mesure qu'il s'en éloigne. Il est indolent et se termine brusquement comme par une marche d'escalier sans se perdre d'une manière insensible avec les tissus restés sains et sans tuméfaction. On le voit, les caractères de ce gonflement, qui n'appartiennent qu'à l'œdème de la pustule maligne, sont si tranchés, qu'il suffit de lui, arrivé seulement à un développement peu fort, pour qu'on puisse porter le diagnostic de la maladie, même après la destruction du bouton caractéristique.

Les démangeaisons, la chaleur et les cuissons se changent pendant cette période en un sentiment de tension et de lourdeur qui produisent la stupeur et l'engourdissement de la partie malade. Alors aussi l'organisation entière devient souffrante, il n'y a plus seulement un malaise général et de la lassitude, il survient de la céphalalgie, des vertiges, de la faiblesse, de la brisure, du dégoût pour les aliments et de la fièvre pendant 24 à 36 heures. Le pouls est plein et fréquent, en apparence fort, mais dépressible cependant, la peau est chaude et brûlante.

C'est ordinairement au commencement de cette période que les malades viennent pour la première fois consulter le médecin. Ils sont effrayés des proportions du volume que prend le mal, et leur état de souffrance générale les empêche de travailler ; ils se sentent malades.

Quatrième période.

Période de danger de mort imminente ; elle dure de 12 à 36 heures et elle est caractérisée par des symptômes généraux tout particuliers qui annoncent un empoisonnement complet et rapide. La fièvre de la troisième période cesse pour faire place à ces symptômes, le pouls devient moins fréquent, plus mou quoique large encore au commencement ; il est comme hésitant, long à frapper le doigt, et on le sent déjà avant la pulsation, on le déprime facilement, bientôt après il devient petit, filiforme, irrégulier, à peine sensible et encore plus dépressible.

Le malade alors a la bouche très-fétide d'une odeur particulière, *sui generis,* des éructations fréquentes, des envies de vomir, et des vomissements de matières bilieuses ou muqueuses plus ou moins répétés, une soif très-vive et inextinguible, avec un sentiment d'ardeur très-brûlante dans l'estomac et le ventre, des faiblesses au moindre mouvement, des lypothimies et des syncopes. La respiration est lente, haute et suspirieuse, l'haleine et la langue sont froides, le corps bleuâtre, surtout par les extrémités, est froid et couvert de sueurs froides et épaisses. Ordinairement l'intelligence n'est pas entièrement perdue, mais il y a du subdelirium et de la somnolence ; et le malade ne tarde pas à mourir dans une syncope, au milieu de tous ces symptômes de profonde dépression.

L'état local se modifie aussi de son côté, l'engourdissc-
ment de la partie malade se change en insensibilité. Le
bouton caractéristique fait encore des progrès et il prend
une couleur livide. L'œdème devient plus tendu et plus
volumineux, bleuâtre, livide et froid, il se recouvre çà et
là de vésicules plus ou moins nombreuses et volumineuses,
remplies d'une sérosité brunâtre et un peu épaisse ; il
s'affaisse bientôt, devient mou, et laisse parfois entendre
sous le doigt qui le presse le bruit de la crépitation
emphysèmateuse. Ce bruit indique que des gaz se sont
dégagés par suite de la décomposition putride, dans les
mailles du tissu cellulaire engorgé.

Telle est la description de la pustule maligne ; sa division
en quatre périodes fait mieux ressortir la succession de
ses symptômes, ainsi que sa marche et sa durée, et elle
n'empêche pas d'indiquer sous forme de remarques particulières, les anomalies qu'on rencontre dans la pratique.
Elle permet de les rattacher plus facilement à la maladie
elle-même, en faisant connaître le symptôme modifié et à
quel temps il l'a été.

La durée en général.

La pustule maligne dure donc en général de huit à
neuf jours. On l'a vue durer plus longtemps par exception
et même jusqu'à dix-huit jours. La mort arrive ordinairement de quatre à cinq jours après la première visite,
quand celle-ci n'a lieu, comme je l'ai dit, qu'à la fin de la
deuxième ou au commencement de la troisième période.

Quelques modifications.

Dans la pratique, on rencontre quelques modifications
dans les symptômes que je viens de décrire, mais elles se

présentent si rarement et sont d'une importance relative si secondaire, qu'elles ne font pas des variétés, ainsi, par exemple :

L'aréole vésiculaire est un léger soulèvement de l'épiderme, aplati et sans apparence grenue ou granulée ; la sérosité est en même temps rousse ou citrine. Je l'ai vue lactescente ou nacrée, et, dans ce cas, le bouton était très-petit, il était à peine ombiliqué, le centre n'était qu'un point brun.

Le bouton caractéristique n'existe pas, il est remplacé par une phlyctène assez grande, ombiliquée et comme fixée au derme sous-jacent par un fil attaché à son centre.

L'œdème apparaît au loin sans qu'il existe autour du bouton ; ou encore il ne s'en va qu'en dernier lieu dans les parties qui en sont éloignées.

Ce sont autant d'exceptions très-rares que j'ai observées. Toutes étaient bien des pustules malignes. L'escarre qu'elles ont laissée à leur place en fait foi. Cette escarre était bien, en effet, le résultat de la nature même du mal, puisque je n'ai pas employé la cautérisation, mais les feuilles de noyer seulement. Toutes, d'ailleurs, ont eu l'œdème si caractéristique de la troisième période, et plusieurs n'ont guéri qu'après des accidents d'intoxication.

Je ne parle pas, bien entendu, des pustules qui peuvent être modifiées pour avoir été déchirées dans leur aréole vésiculaire par le malade qui s'est gratté, ou défigurées par des topiques dont il se serait servi.

Ses variétés.

Mais on voit des modifications symptômatiques si grandes qu'il est impossible de ne pas en faire des variétés ou des formes. Quant aux variétés, je n'en connais qu'une, celle dite œdème malin. M. Bourgeois, d'Etampes, l'a décrite le premier. Il a cru qu'on ne la rencontrait que sur les paupières. Depuis, lui et d'autres l'ont observée sur d'autres parties du corps; moi-même je l'ai vue ailleurs.

Œdème malin en général.

L'œdème malin diffère de la pustule maligne en ce que les deux premières périodes manquent; il débute par la troisième. C'est, de prime-abord, un gonflement œdémateux de la peau et du tissu cellulaire sous-cutané qui ressemble à toute autre espèce d'œdème dont on ne saurait alors le distinguer; il s'accompagne de démangeaisons, mais il est indolent, mollasse et sans induration d'abord, et il ne tarde pas à prendre une coloration d'un jaune blafard ou d'un rouge légèrement érysipélateux. Vingt-quatre ou trente-six heures après son début, la peau prend un aspect comme chagriné, et à sa surface apparaissent de petites vésicules irrégulièrement disposées et remplies de sérosité citrine ou roussâtre, en même temps les démangeaisons deviennent plus vives. Ces vésicules ne tardent pas à s'ouvrir, et sous elles, le derme mis à nu est grisâtre ou violacé et noirâtre : il est mortifié ; au niveau de ces escarres et autour d'elles, l'œdème forme alors un noyau d'induration. A partir de ce moment, l'œdème malin marche comme la pustule maligne dans la troisième et la quatrième périodes. Le gonflement devient de plus en plus considérable, s'étend au loin, déforme la partie où siége le mal et même les parties voisines; les symptômes généraux d'intoxication surviennent et la maladie se termine ordinairement par la mort, si elle n'a pas été arrêtée par un traitement approprié. C'est pendant ces deux périodes que se développent de nouvelles vésicules sous lesquelles il y a de nouvelles escarres qui se réunissent toutes les unes aux autres pour n'en former qu'une seule, plus ou moins étendue, toujours assez limitée, mais toujours irrégulière. Ainsi, dans cette variété le bouton caractéristique fait défaut. C'est aussi pendant ces deux périodes que l'on voit apparaître, loin du point central et sur les parties tuméfiées des vésicules assez larges et plus ou moins nombreuses, séparées et distantes les unes des autres.

J'ai observé un œdème malin sous le menton qui présentait cette particularité : les vésicules ne se sont pas montrées d'emblée sur l'œdème, elles ont été précédées par une éruption papuleuse qui ressemblait à l'éruption urticaire, et les vésicules qui sont venues postérieurement occupaient le sommet de chacune de ces papules, disposées d'ailleurs très-irrégulièrement sur l'œdème.

Œdème malin des paupières.

Malgré ces données générales, il me semble qu'il est indispensable de faire la description de l'œdème malin des paupières, parce qu'elles sont le siège de prédilection de cet œdème et que les malades qui en sont atteints présentent constamment la même déformation de la figure.

Cet œdème commence par l'une des paupières de l'un

des deux yeux. Il a d'abord les caractères de l'œdème malin en général dont nous venons de parler et on ne peut pas encore le distinguer de l'œdème simple. Mais bientôt, après avoir pris l'une des colorations indiquées, s'être recouvert de vésicules irrégulièrement disposées, obturé l'œil du côté malade, et cela en vingt-quatre et trente-six heures après son début, il augmente et s'étend au loin, descend sur la joue, monte à la région temporale, gagne les paupières du côté opposé. Pendant ce temps, ces vésicules s'ouvrent et sous elles le derme de la paupière grisâtre ou noirâtre est gangréné, de sorte qu'à la fin de la maladie toutes ces petites escarres réunies en une seule ont souvent envahi une grande partie de la paupière. L'œdème n'en continue pas moins à se développer. Le gonflement, si volumineux qu'il soit, est d'autant plus dur qu'on se rapproche de son point de départ et de la région temporale; toujours mou partout où il commence à paraître, il prend des dimensions considérables, s'étend successivement à toute la face, au cou, au thorax jusqu'à l'ombilic, d'une part, et envahit, d'autre part, tout le cuir chevelu. Les paupières sont obstruées des deux côtés, le nez, les joues et le front sont tellement volumineux et tellement déformés, qu'on les distingue à peine, les lèvres sont grosses et saillantes en forme de boudin, au point qu'elles ne peuvent plus se rapprocher et que la bouche reste béante et laisse écouler une salive très-épaisse et glutineuse; le malade ne peut plus serrer le verre pour boire. Le cou est si gonflé qu'il arrive presque au niveau du menton, dont il est séparé par un sillon très-profond. Les oreilles sont elles-mêmes défor-

mées. tant elles sont volumineuses. Arrivé à ce point,
l'œdème offre une teinte violacée et il est couvert çà et
là, particulièrement sur la joue du côté malade, de vésicules plus ou moins volumineuses et remplies d'une sérosité sanguinolente et violacée. Ce gonflement donne à la
figure et à la partie supérieure du tronc un aspect tout
particulier et comme éléphantiasique. Enfin, les symptômes d'intoxication de la quatrième période apparaissent
vers le quatrième jour à partir du début de ces symptômes locaux. Inutile de les redire.

Quand l'œdème malin doit guérir, soit spontanément,
soit par un traitement convenable, on voit après trois ou
quatre jours d'un état stationnaire, pendant lequel il n'y
a pas de fièvre ou une fièvre qui n'a rien de particulier,
ou encore après des symptômes d'empoisonnement qui
cessent progressivement, le gonflement diminuer d'abord
dans les parties éloignées, puis à la joue et aux paupières
du côté opposé, et enfin à la joue et aux paupières du côté
malade. En même temps apparaît un cercle légèrement
inflammatoire autour de l'escarre. Elle est bientôt séparée des parties vivantes par un petit sillon qui se creuse
autour d'elle; et elle se détache enfin, laissant à sa place
une plaie plus ou moins profonde dont la cicatrice pro-
duira le renversement de la paupière. Il n'est pas rare de
voir des escarres sur les deux paupières, quoique l'œdème
malin ne se soit montré que sur l'une d'elles, et alors
l'une et l'autre se renversent. Il arrive que la cicatrice se
fait à mesure que l'escarre se détache, et elle est achevée
quand l'escarre tombe.

Ses formes.

Chacune de ces variétés, pustule maligne et œdème malin, présente deux formes : 1° la forme sèche; 2° la forme humide. En indiquant les caractères de ces deux formes dans la pustule maligne, il sera facile de les appliquer à l'œdème malin où on les rencontre aussi.

Presque tous les signes extérieurs diffèrent dans ces deux formes, et si ces différences ne suffisent pas pour changer leur nature et autoriser une dénomination particulière, il m'a semblé qu'elles avaient cependant assez d'importance pour qu'on puisse ajouter un qualificatif à la dénomination. Ce qualificatif pris non dans la nature, mais dans une des conditions de la constitution du mal, a sa valeur pour indiquer et faire connaître cette condition. Cette valeur sera d'autant plus grande, elle sera même réelle, si cette condition elle-même favorise le succès du traitement ou s'y oppose, de manière que, rendant le traitement plus facile ou plus difficile, elle rend la forme plus ou moins dangereuse. Il y a des pustules qui guérissent spontanément. Qui sait? l'une de ces deux formes a peut-être plus de bénignité, et c'est peut-être elle seule qui laisse la guérison se faire spontanément. Il est donc utile de noter et de décrire ces deux formes.

Forme sèche.

Dans la forme sèche, l'aspect du bouton est bleuâtre, livide ou violacé. L'escarre centrale est brune ou noire et sèche. L'aréole vésiculaire est formée de petites vésicules grenues remplies de sérosité roussâtre. Le noyau d'induration est très-dur et l'œdème, peu considérable dans les premiers jours, ne devient énorme que sur la fin, quand la maladie suit une marche progressive. Dans les premiers jours, la peau autour du bouton n'a pas changé de couleur ou souvent elle offre une rougeur comme érysipélateuse. L'escarre lenticulaire résiste au bistouri et la cautérisation par le fer rougi à blanc est facile, les tissus brûlés profondément forment une escarre noire et assez épaisse.

Forme humide. .

Dans la forme humide, l'aspect du bouton est jaune blafard. L'escarre lenticulaire est d'un gris blanchâtre et toujours molle. L'aréole vésiculaire est formée de vésicules que je nomme granulées ou framboisées, et non plus grenues, parce qu'elles sont un peu plus volumineuses que dans la forme précédente. La sérosité qu'elles renferment est jaunâtre ou citrine, et comme elle remplit les vésicules au point de les distendre, il semble qu'on puisse dire que l'aréole vésiculaire est mieux nourrie dans cette forme que dans l'autre. Le noyau d'induration est moins dur, mais il est plus étendu; c'est une sorte d'empâtement qui se distingue de l'œdème qui l'entoure par une plus grande consistance, sans qu'elle aille jusqu'à la dureté. L'œdème lui-même est dès l'abord plus volumineux, et la peau qui le recouvre offre une teinte pâle, blafarde, légèrement jaunâtre. L'escarre lenticulaire ne résiste pas au bistouri, et la cautérisation au fer rouge est plus difficile; le cautère s'enfonce dans la pustule comme dans une éponge. On est obligé d'éteindre la flamme qui se produit, et quoique le fer paraisse avoir pénétré profondément, on ne sent point au fond du trou qu'il a fait cette escarre sèche et épaisse qu'il produit dans la forme sèche. C'est une sorte de pellicule noire et très-mince à travers laquelle on voit comme de grosses granulations framboisées formées par les aréoles du tissu cellulaire que distend la sérosité. C'est dans cette forme qu'on est obligé de faire deux cautérisations, à un quart d'heure, vingt minutes de distance. Chaque cautérisation se compose de l'application successive de trois fers au moins.

Ses complications.

La pustule maligne présente en outre quelques complications qu'il est utile de connaître. Il est donc important de les décrire. Les principales sont : 1° l'étranglement des parties tuméfiées; 2° l'asphyxie par suite de l'œdème de l'orifice supérieur du larynx; 3° les abcès gangreneux et putrides; 4° le délire. Je n'ai jamais rencontré le tétanos.

L'étranglement.

L'étranglement survient surtout quand le mal a son siége sur un point où la peau ne peut pas se laisser distendre beaucoup. Aussi on l'observe rarement sur le tronc, sur la face et au cou ; mais on le voit sur le dessus de la main, sur le poignet et sur l'extrémité inférieure de l'avant-bras, et partout où la peau est serrée et où elle ne peut pas s'étendre assez pour fournir au gonflement si considérable de la troisième période. Il se traduit par une tuméfaction dure, tendue, chaude et rouge de la partie malade qui ne tarde pas à se couvrir de phlyctènes plus ou moins volumineuses. En même temps le malade éprouve des douleurs très-violentes dans le point même de l'étranglement. Ce sont de véritables battements ou pulsations artérielles qui ressemblent à des coups de marteau. Il suffit d'une incision longue et de toute l'épaisseur de la peau pour faire cesser cet accident, sans quoi il survient sous les phlyctènes dont j'ai parlé des escarres qui laissent après leur chute des plaies grandes et profondes. Ces escarres, déterminées par la gène de la circulation, à cause de l'extrême distension de la peau, ont une facilité à se produire d'autant plus grande que la nature du mal a déjà diminué la vitalité des points qui se mortifient et qui cependant ne se seraient pas gangrénés sans l'appoint fourni par l'étranglement.

L'Asphyxie.

L'asphyxie par suite de l'œdème de la partie supérieure du larynx survient quand la pustule maligne se trouve placée sur le cou, en avant, ou sur ses parties latérales et même sous le menton. Souvent alors l'œdème envahit la partie supérieure du larynx, l'épiglotte et les cordes vocales et gène l'entrée de l'air dans les poumons, à ce point que le malade peut mourir avant le commencement de la quatrième période ou avant que l'empoisonnement soit complet. Cet accident se reconnaît très-facilement. Le malade fait à chaque instant des mouvements de déglutition comme pour avaler quelque chose, et il tousse non moins souvent. Sa toux et sa voix ont un caractère tout particulier. La toux produit un bruit que j'appelle volontiers bruit de gras, et la voix qui est rauque donne cette même impression de gras. Ce bruit, si je peux le décrire, ne va pas jusqu'à donner l'impression de l'humide d'une grosse mucosité qui serait sur le point de se détacher, c'est l'impression d'un corps mou, épais et flottant, qui se déplace par le passage de l'air, mais on sent qu'il est assez consistant et qu'il ne peut être arraché. Il n'y a rien à faire contre cet accident qui ne disparaît que si la pustule maligne marche à la guérison. Autrement, il ne fait qu'augmenter et fait mourir avant l'empoisonnement charbonneux.

Les abcès putrides.

Les abcès putrides et gangréneux sont consécutifs à la quatrième période. Il arrive, en effet, que le malade ne succombe pas aux accidents très-graves d'intoxication de cette période. Alors la peau de l'engorgement œdémateux qui est énorme, violacé, livide, presque froid et emphysémateux par place, perd presque toute sa vitalité et se gangrène dans un ou plusieurs endroits, au niveau desquels on ne tarde pas à sentir de la fluctuation. Cela indique qu'il s'est produit un ou plusieurs foyers de suppuration, qu'il faut ouvrir. Il en sort un pus séreux, grisâtre et très-fétide, avec des lambeaux de tissu cellulaire mortifié et en putréfaction. Cet accident entretient la faiblesse du malade, la petitesse du pouls et un état de malaise général qui simule jusqu'à un certain point l'intoxication charbonneuse, et qui se traduit par de la prostration, des envies de vomir et du dégoût pour les aliments et particulièrement pour les aliments gras. Les indications ici sont bien tranchées et faciles à remplir. A l'intérieur, du quinquina sous forme de décoction, de vin ou d'extrait, de la limonade vineuse, de l'eau de seltz vineuse. A l'extérieur, des injections chlorurées dans le foyer putride, suivies d'un pansement avec de la charpie imprégnée d'eau chlorurée et introduite également dans le foyer. Réitérer ces pansements trois fois en vingt-quatre heures. Soutenir le malade avec du bouillon et des potages gras le plus promptement possible. Ce traitement suffit pour guérir ces sortes d'abcès.

Le délire.

Enfin, le délire est une complication rare, on ne l'observe que quand la pustule maligne a son siége sur la face et plus particulièrement du côté des yeux et dans la région temporale, encore alors il est loin d'être constant. Il se traduit comme toujours par des troubles plus ou moins prononcés dans les fonctions du cerveau. Le malade est agité, n'a pas de sommeil, ne connaît personne, parle sans fin et sans suite, passe à chaque instant d'une idée à une autre, crie, vocifère, gesticule et cherche à se sauver du lit. Toutes ces manifestations sont tellement liées à la pustule qu'elles diminuent et cessent avec elle, et qu'elles ne réclament aucun traitement particulier.

DIAGNOSTIC EN GÉNÉRAL.

Dans la première période.

Si j'ai décrit comme on l'observe sur les malades, la pustule maligne, sa variété, ses formes, ses anomalies et ses complications, on conçoit que le diagnostic, le plus souvent facile, doit être quelquefois difficile ou même impossible. Ainsi même avec les commémoratifs les plus précis, de profession, de saison, de séjour dans un pays où règne l'affection charbonneuse des animaux et dont on doit toujours s'informer, quel praticien, si habile et si expérimenté qu'il soit, oserait affirmer l'existence d'une pustule maligne dans sa première période, quand il n'y a qu'un point rouge et vésiculeux, semblable à la piqûre d'une puce et accompagné de démangeaisons? Il ne pourra avoir que des présomptions et sera forcé d'attendre la deuxième période, s'il veut la certitude.

Dans la seconde période.

Dans cette période, en effet, le plus souvent le doute n'est plus possible devant le bouton caractéristique. Sa forme aplatie avec sa dépression centrale, sa configuration ordinairement arrondie, ses dimensions, son aréole vésiculaire grenue ou granulée et remplie de sérosité, son escarre lenticulaire et sa coloration violacée, sont autant de signes qui parlent assez haut pour qu'on puisse être affirmatif, quand on les voit réunis. L'hésitation n'est possible que dans quelques cas rares où les anomalies que j'ai signalées se présentent. Si l'aréole vésiculaire est un soulèvement régulier de l'épiderme sans apparence grenue ou granulée, le diagnostic est un peu plus difficile. Cependant l'aplatissement du bouton, sa dépression centrale et son escarre lenticulaire sont encore assez significatifs. Mais si la pustule, aplatie d'ailleurs, est à très-petites dimensions, si elle n'est pas ombiliquée, si l'escarre centrale est réduite à un point brunâtre, et si l'aréole vésiculaire est lactescente ou nacrée sans être grenue, le bouton caractéristique est alors tellement modifié qu'on ne peut rien affirmer dans cette période. On a bien l'idée que cela peut être une pustule maligne, mais pour se prononcer d'une manière positive, il faut attendre la troisième période.

Il en est de même quand le bouton caractéristique est acuminé et conique, à moins qu'on ne détruise les vésicules du sommet et du pourtour au-dessous desquelles on verra alors l'escarre lenticulaire. Disons encore que si ces vésicules ont persisté après la première période, il est rare qu'elles restent intactes pendant toute la durée de la deuxième, et alors quand elles sont détruites, le bouton caractéristique revêt sa forme distinctive et peut se reconnaître.

Il en est de même aussi quand le bouton manque entièrement et qu'il est remplacé par une phlyctène ombiliquée, ou même encore quand ce bouton a été altéré dans sa forme par le malade qui l'a déchiré, ou par l'application de topiques dont il a fait usage.

L'excision comme moyen de diagnostic.

Toutefois, dans la plupart de ces cas, on peut asseoir son diagnostic sans attendre la période suivante. Il suffit de faire une petite opération qui n'est pas douloureuse et qui n'offre jamais de danger, même quand le mal ne serait pas une pustule maligne. Il faut ébarber le bouton caractéristique jusqu'au niveau de la peau, et telle est l'aspect de la plaie plate et circulaire qui en résulte. Elle présente : 1° à sa circonférence, une zône d'un rouge vif qui laisse écouler en nappe et très-abondamment un sang rutilant ; 2° au centre, une plaque arrondie des dimensions d'une forte lentille d'un noir d'ébène et lisse ou d'un gris jaunâtre ; c'est une portion du derme qui est mortifiée, autrement dit, c'est l'escarre lenticulaire qu'on a rendu visible par l'excision, quand elle ne l'était pas ou qu'elle ne l'était qu'à peine. Si donc après l'excision d'un bouton douteux on obtient une plaie ayant les caractères que je viens d'indiquer, on peut être certain que ce bouton est une pustule maligne. Cette excision peut encore être faite même quand la deuxième période est affirmative. Elle fournit alors un signe confirmatif.

Dans la troisième période.

Quand par impossible et dans des circonstances excessivement rares, le diagnostic ne peut être porté pendant la deuxième période, la troisième, qui est ordinairement confirmative, n'est alors qu'affirmative. Ainsi, lorsque dans cette période on a sous les yeux l'œdème qui la marque avec son noyau d'induration et tous les autres caractères si nets et si précis qui le distinguent, il est impossible de ne pas reconnaître que cet œdème résulte d'une pustule maligne, lors même que le bouton n'existerait plus.

Dans la quatrième période.

Enfin, la quatrième période ne peut être que confirmative. Il faut alors qu'elle soit précédée et accompagnée des signes qui caractérisent les périodes précédentes. Isolée et indépendamment de ces signes, elle n'a aucune signification pour le diagnostic qui nous occupe. Car les manifestations qui la constituent se rencontrent également dans d'autres maladies, à la fin de l'angine couenneuse pultacée ou putride, la diphtérie, par exemple. On pourrait donc à la rigueur négliger cette période quand il s'agit du diagnostic de la pustule maligne, puisqu'on en a tous les éléments avant son apparition. D'ailleurs, s'il fallait l'attendre pour agir en connaissance de cause, le traitement serait le plus souvent appliqué trop tard et la maladie ne pourrait être arrêtée. Cependant la confirmation du diagnostic par la quatrième période aura son avantage dans certaines circonstances, quand, par exemple, on aura pu guérir cette maladie par des moyens nouveaux dont on voudrait nier l'efficacité sous prétexte qu'ils auraient été employés contre tout autre mal que la pustule maligne. Mais si cette période est de peu d'importance pour le diagnostic, nous verrons qu'elle a une très-grande signification quant au prognostic.

Diagnostic de l'œdème malin.

Le diagnostic de l'œdème malin, soit de la paupière, soit d'une autre partie du corps, est toujours incertain au début du mal. A ce moment cet œdème ressemble à tout autre, on ne peut donc avoir alors que des présomptions. Mais quand la peau se ride, qu'elle devient comme chagrinée et qu'elle se couvre de petites vésicules grenues remplies de sérosité, il est très-probable que l'on a devant soi un œdème malin. Cela devient certain quand les vésicules sont ouvertes et que sous elles on trouve le derme brun ou noirâtre, c'est-à-dire converti en escarre ; alors aussi à ce moment le gonflement œdèmateux est devenu si considérable et si étendu, avec tous ses caractères spéciaux, qu'il n'est pas possible de méconnaître la maladie. Il ne faut pas oublier d'ailleurs de s'enquérir des commémoratifs comme on le fait pour la pustule maligne.

Diagnostic de chaque jour, après le traitement commencé.

Mais dans la pratique, ce diagnostic ne suffit pas. Il faut en effet qu'à chacune de ses visites le médecin sache où en est son malade; il faut qu'il reconnaisse si le mal est stationnaire ou s'il n'est pas arrêté et s'il a augmenté, puisque son mode d'agir variera selon son diagnostic de chaque jour.

Signes mauvais dans la première période.

1° Si le traitement est mis en usage dans la première période, ordinairement alors on cautérise avec le nitrate d'argent. La formation consécutive du bouton caractéristique par le gonflement du derme et par l'apparition des vésicules grenues ou granulées dans le pourtour de la cautérisation suffit dans ce cas pour indiquer que le mal n'est pas arrêté et qu'il faut revenir à un traitement plus actif.

Dans la seconde.

2° Si la cautérisation a eu lieu pendant la seconde période et surtout vers sa fin, il ne faudrait pas la réitérer par cela seul qu'un œdème même assez marqué surviendrait. Pour dire que le mal n'est pas arrêté, il faut que cet œdème soit considérable, qu'il y ait un noyau d'induration autour de l'escarre qui occupe la place du bouton caractéristique et même sous elle, et qu'autour d'elle il se montre encore de nouvelles vésicules grenues ou granulées avec ou sans un liseré d'une coloration rouge brique, en même temps que la peau qui couvre l'œdème prend une couleur bleuâtre ou violacée. Dans ce cas ces signes suffisent sans qu'il y ait des symptômes d'intoxication pour indiquer que le mal augmente. Il est évident que l'apparition des symptômes généraux de la quatrième période fourniraient des indications encore plus pressantes.

Dans la troisième.

3° Il n'en serait plus de même si la cautérisation n'a été employée que pendant la troisième période et surtout si cette période était déjà un peu avancée. Les symptômes d'intoxication n'indiqueraient pas alors que le traitement est incomplet et qu'il faut revenir à la cautérisation, à moins qu'ils ne continuent et qu'ils ne se prononcent de plus en plus. Mais si, avec l'apparition des symptômes généraux peu intenses, il se montre autour de l'escarre des vésicules grenues ou granulées avec ou sans le liseré rouge brique indiqué plus haut, si l'œdème augmente beaucoup en prenant une coloration violacée et si à son centre se développe un noyau d'induration, on peut affirmer que le mal augmente et qu'il marche toujours.

Dans la quatrième.

4° Quand le traitement n'a pu être mis en usage que pendant la quatrième période, on sera certain que la maladie ne sera pas arrêtée si les accidents d'empoisonnement se prononcent de plus en plus, si l'œdème énorme et violacé devient de plus en plus livide et froid et si en même temps il s'affaisse. Quelquefois il va même alors jusqu'à laisser sentir la crépitation de l'emphysème.

Guérison spontanée.

La nécessité de cautériser toute pustule maligne et celle de revenir à la cautérisation tant que sa marche progressive indique qu'elle n'est pas arrêtée, sont-elles aussi absolues que semble le consacrer la pratique médicale suivie depuis longtemps? Autrement dit, la pustule maligne arrivée à ses différentes périodes ne guérit-elle pas spontanément plus ou moins souvent? Je le crois. Ce n'est pas que je veuille conseiller de s'abstenir de tout traitement dans un cas quelconque. La pustule maligne qui guérirait spontanément, quel que soit son âge, se confond tellement avec celle qui se termine par la mort qu'il est du devoir de tout médecin d'agir avec énergie contre toutes celles qui se présentent à lui.

Mais puisque l'œdème malin est de même nature que la pustule maligne dont il n'est qu'une variété, il est juste de penser que celle-ci doit marcher comme celui-là. Or, l'œdème malin des paupières, souvent abandonné à lui-même, en raison de son siége et à cause de l'infirmité que laisserait le traitement par la destruction de la paupière, ne présente pas toujours la même marche.

Le plus ordinairement il va jusqu'à produire des phénomènes d'intoxication générale avec ou sans la mort.

D'autres fois il développe seulement de la réaction fébrile, et il guérit ensuite.

Quelquefois enfin il guérit par la disparition des accidents locaux qui ont été plus ou moins intenses, sans même qu'il y ait eu le moindre accès de fièvre.

Il en résulte que la pustule maligne, abandonnée aussi

souvent à elle-même que l'est l'œdème malin, doit présenter la même marche et les mêmes terminaisons.

Mais il s'agit de démontrer que ces différences dans la marche de cet œdème n'impliquent pas que sa nature soit différente. Je sais en effet que plusieurs praticiens croyent à cette différence de nature et qu'ils ont proposé d'appeler cet œdème, œdème gangréneux. M. le docteur Babault (d'Angerville), ne croit pas à sa nature charbonneuse ; il n'en a jamais vu sans doute qui ont déterminé la mort par intoxication. M. le docteur Ch. Mauvezin, de Bray-sur-Seine, sans être aussi exclusif, adopte bien la dénomination d'œdème gangréneux qui ne préjuge en rien la nature charbonneuse, mais il y trouve trois catégories. Il n'admet la nature charbonneuse que de la première, l'œdème gangréneux avec symptômes généraux d'intoxication, et ne croit point que cette même nature soit aussi manifeste pour les deux autres, l'œdème gangréneux accompagné d'une simple réaction fébrile et l'œdème gangréneux purement local ; pensant expliquer ainsi la divergence d'opinion entre MM. Bourgeois, d'Etampes, et Raimbert, d'une part, qui attribuent une origine commune à cet œdème et à la pustule maligne, et M. Babault, d'autre part, qui lui dénie cette même origine, comme cela a été dit plus haut.

Mais contre cette opinion de M. Mauzevin on peut dire que, quand deux maladies sont locales primitivement et que leurs symtômes généraux dépendent de cet état local qui les engendre, l'absence totale ou partielle de ces symptômes généraux n'a aucune valeur pour faire douter de l'identité de leur nature ni pour la faire nier, si d'ailleurs l'état local est le même, identique et ne présente aucune différence. Il n'est pas douteux que chez certains malades il y a des raisons de constitution et d'autres encore qui nous échappent, qui peuvent limiter et limitent en effet les manifestations de la cause morbide sur le point même où cette cause a agi primitivement et localement et qui empêchent ainsi que ses effets ne se généralisent.

On peut encore dire contre cette même opinion qu'il y a des observations d'œdèmes malins qui se sont guéris spontanément après avoir présenté des symptômes d'intoxication grave et qu'alors il est juste et raisonnable de penser que, si le virus charbonneux est spontanément arrêté quand déjà il a été jusqu'à produire l'empoisonnement de la quatrième période, il doit s'arrêter plus facilement quand il n'a suscité que des phénomènes de réaction générale et mieux encore quand il n'a eu qu'une action purement locale. Autrement dit encore, on observe des œdèmes malins dont la marche s'arrête spontanément, chez les uns quand il n'y a qu'un état local, chez d'autres quand il n'y a, en plus, qu'un état général de réaction, chez d'autres enfin quand à la suite des accidents précédents il s'est produit des symptômes d'affaissement dus à une intoxication. Mais au lieu de croire à l'identité de leur nature, puisque tous ils se ressemblent par leurs manifestations locales et d'admettre comme le veut la saine et la simple interprétation des faits, que dans tous ces cas la guérison est due à la cessation spontanée de l'action de la même cause morbifique par suite d'une influence inconnue, on préfère mettre en doute et nier leur communauté d'origine. C'est dire que des causes différentes peuvent produire les mêmes accidents locaux. C'est dire encore que la même cause qui détermine successivement et les uns après les autres des accidents locaux, des accidents généraux de réaction et des accidents généraux d'intoxication avec ou sans la mort, ne peut pas être annihilée spontanément après avoir engendré le désordre local seulement, ou avec lui le désordre général de réaction, et qu'elle ne peut l'être qu'après avoir produit l'intoxication, c'est-à-dire au moment le plus difficile.

De la discussion qui précède il faut conclure que toutes les espèces de l'œdème appelé nouvellement gangréneux, ont une commune origine, leur nature est charbonneuse et il convient de leur laisser leur ancien nom générique d'œdème malin. Mais maintenant, si je ne crois pas comme MM. Bourgeois et Raimbert que l'œdème malin soit par lui-même plus grave que la pustule maligne, (cela résulte encore de la discussion précédente, et cependant il pourrait l'être par la circonstance du siége qu'il a ordinairement, les paupières); je ne crois pas non plus, comme pourraient le faire penser les guérisons spontanées qu'on observe dans toutes les périodes, qu'il soit moins grave qu'elle. Je pense que la marche de ces deux maladies est la même et que si l'on s'abstenait de tout traitement actif dans la pustule maligne aussi souvent qu'on le fait pour l'œdème malin, on en observerait qui guériraient spontanément dans les différentes périodes, et je ne le pense pas seulement en raison de la commune origine de ces deux maladies, car cela autorise à admettre que la pustule maligne doit se conduire comme l'œdème malin; je me fonde encore sur les considérations suivantes :

Il y a des pustules malignes qui guérissent très-rapidement après une simple cautérisation comme après l'application des feuilles de noyer ; quelle que soit la période où
le traitement a été mis en usage, elles sont arrêtées du
premier coup, à ce point qu'on se demande si le traitement était bien nécessaire et si le malade lui-même,
quand il a subi la cautérisation, ne trouvera pas que ce
moyen si douloureux a été de trop pour un mal si vite
guéri et qui déjà lui paraissait si léger. On est tenté de
croire que ces pustules se seraient guéries spontanément,
surtout si on les compare avec d'autres qui prises dans
les mêmes périodes et traitées par les mêmes moyens,
sont si rebelles, suivent encore pendant plusieurs jours
leur marche progressive, et ne s'arrêtent qu'après avoir
passé d'une période dans une autre et quelquefois même
se terminent par la mort.

Pour ma part je n'hésite pas à conclure de ces observations ce que déjà l'identité de nature des deux maladies
fait admettre, à savoir : que comme l'œdème malin la
pustule maligne n'a pas toujours la même marche, qu'a-
bandonnée à elle-même elle guérirait spontanément dans
quelques cas après être restée simplement locale, dans
d'autres après avoir amené une réaction fébrile et dans
d'autres enfin après avoir produit des symptômes d'intoxication générale.

Ces considérations n'ont pour but que la solution d'une
question scientifique. Elles prouvent que la marche de la
pustule maligne n'est pas toujours la même. Elles mettent
sur la réserve quant à la question pratique et sans l'atteindre au fond, elles préviennent une trop grande pré-

cipitation. Toutefois il faut se rappeler que la pustule maligne qui guérit spontanément se confond, comme je l'ai dit plus haut, tellement avec celle qui se termine par la mort, que souvent il vaut mieux la supposer mortelle et agir par les moyens que l'expérience a consacrés.

Signes favorables.

Pour savoir où en est son malade, le médecin doit encore connaître les signes qui indiquent le retour au bien. Je vais les dire dans chacune des périodes.

Quand vingt-quatre heures après la cautérisation dans la seconde période, il ne survient pas d'œdème, on peut regarder le mal comme arrêté, tout en continuant cependant une surveillance active. Ordinairement on n'a plus qu'à attendre le travail d'élimination de l'escarre. On reconnaît que la maladie cautérisée dans la troisième période est arrêtée et qu'elle marche à la guérison si la partie du noyau d'induration qui restait encore après la cautérisation diminue et disparaît ; si l'œdème lui-même devient de moins en moins considérable pour s'effacer entièrement, et ce signe n'en serait pas moins bon lors même que de l'œdème persisterait loin de la partie où siégeait le bouton caractéristique, pourvu qu'il ait disparu à son pourtour, comme je l'ai observé. Enfin, quand des symptômes d'intoxication se sont développés après la cautérisation dans cette période, si la maladie doit guérir, on les voit cesser promptement en même temps que l'œdème diminue et s'en va. Les signes de guérison dans la quatrième période sont assez nombreux. On voit s'effacer progressivement tous les symptômes de l'intoxication charbonneuse. Les faiblesses, les envies de vomir, les vomissements et la soif s'en vont peu à peu, la respiration devient moins suspirieuse, le pouls se relève, reprend régularité et force, les sueurs froides disparaissent, les extrémités se réchauffent et la peau perd sa coloration violacée pour reprendre sa teinte rose et normale. En même temps l'œdème perd sa dureté qui était devenue presque générale, il diminue de volume et prend une couleur d'un rouge plus vif, et l'on voit en quelques jours la partie malade reprendre les formes et le volume de son état normal. Quelquefois tous ces signes se montrent même quand dans une certaine étendue de l'œdème on perçoit de la crépitation emphysémateuse et la guérison n'en a pas moins lieu, seulement elle est compliquée d'un abcès gangréneux et putride, accident dont j'ai parlé.

Modifications observées dans la pustule maligne sous l'influence des feuilles de noyer.

Quand on a recours au traitement par les feuilles de noyer, on reconnaît que la maladie marche vers la guérison si sous les feuilles le bouton se comporte comme il suit : Lorsqu'il n'est pas ébarbé il s'affaisse et les vésicules se flétrissent ; lorsqu'il l'est, la plaie devient violacée dans toute son étendue et dans l'un et l'autre cas il ne tarde pas à se faire pendant plusieurs jours un écoulement faible d'abord de sérosité, qui devient de plus en plus fort jusqu'à être abondant à ce point qu'à chaque pansement toutes les feuilles sont mouillées. Au bout de 48 heures environ, le pourtour du bouton ou de la plaie devient grisâtre. C'est un liseré qui gagne de la circonférence au centre, de sorte que 36 ou 48 heures après l'apparition de ce liseré, tout le bouton a pris cette coloration qui se change bientôt en une teinte brunâtre, feuille morte, pour arriver au noir foncé. L'escarre est alors achevée ; ses dimensions sont le plus souvent les mêmes que celles du bouton au moment où le traitement a commencé. Pendant que toutes ces transformations se font, l'escarre s'entoure d'un sillon qui la sépare des parties saines, il se continue sous elle de manière qu'il la détache ; elle tombe alors et laisse à sa place une plaie dont la cicatrice se fait à l'aide de bourgeons charnus. Mais ces signes ne sont pas les seuls qui soient favorables. On en observe encore d'autres. Ainsi, non-seulement le noyau d'induration n'augmente pas, mais il devient de plus en plus petit et bientôt on ne le sent plus. Si quelquefois il s'accroît encore pendant 24 à 36 heures, c'est pour diminuer et disparaître ensuite, la peau qui le recouvre, celle surtout qui est près du bouton, devient tendue, d'un rouge assez vif et un peu chaude. La fièvre survient très-souvent après 24 heures de ce traitement, elle se traduit par un pouls fréquent, large et un peu résistant et elle dure un ou deux jours. A ces manifestations fébriles il n'est pas rare qu'il s'ajoute des faiblesses, des éructations. des envies de vomir, et même des vomissements muqueux ou bilieux. Mais ces symptômes n'ont de gravité que si le pouls devient petit, filiforme, irrégulier ; si la peau se refroidit et se couvre de sueurs froides, si surtout il se forme au pourtour du bouton de nouvelles vésicules grenues ou granulées et si le noyau d'induration augmente au lieu de diminuer. Car tels sont encore avec ce traitement les signes qui indiquent que le mal fait des progrès.

La pustule maligne a donc aussi bien que l'œdème malin une évolution très-nette et très-franche. Les signes favorables y sont très-apparents, les signes défavorables ne le sont pas moins. Il est on ne peut plus facile de prévoir si sa terminaison sera heureuse ou funeste. Elle n'a donc pas la même malignité que les autres maladies, puisqu'il n'y a rien dans sa marche qui puisse prêter à la surprise. Elle a en effet une malignité qui lui est propre et qui dépend d'un mode particulier de son être ; elle n'est maligne qu'en ce sens que, lésion locale qui paraît insignifiante au début, elle devient progressivement et manifestement très-grave et même mortelle. Rien ne justifie donc MM. Salmon et Maunoury, qui, à la page 46 de leur mémoire sur l'inoculation de la pustule maligne, la caracrissent de « si insidieuse dans sa marche ; » et pour ne pas quitter la citation, il est facile de voir qu'en dehors des deux formes que j'ai indiquées et qui sont basées sur des différences dans les manifestations extérieures, les modifications accidentelles y sont si peu nombreuses que ces mêmes praticiens ne sont pas autorisés à dire, comme ils l'ont fait à la même page, qu'elle est « si protéique dans ses formes extérieures. »

Ce qu'on doit penser du diagnostic différentiel.

Il suffit de connaître et de saisir tous les signes sur lesquels j'ai assis le diagnostic de la pustule maligne dans ses différentes périodes pour qu'on puisse la distinguer de toute autre maladie de la peau. Aussi, je regarde comme superflu, sous prétexte de diagnostic différentiel, de décrire chacune de ces maladies comparativement avec la pustule maligne, car elles ont aussi leurs caractères propres et distinctifs bien tranchés. S'il arrive par hasard que ces caractères ne soient pas bien accentués ni assez significatifs, et qu'on soit obligé de suspendre le diagnostic, l'hésitation n'est jamais de longue durée ; chaque maladie ne tarde pas à se dessiner de manière à faire cesser en très-peu de temps toute espèce de doute ; il ne faut de la part du médecin sagace et expérimenté que de l'attention et de la surveillance. Quand, en effet, un praticien est en présence d'une maladie qui ne s'accuse pas franchement, et que pour cette raison il ne peut caractériser, la description comparative des maladies entre lesquelles il hésite ne peut trancher la difficulté ; il n'y a que de nouvelles manifestions qui, en déterminant la véritable nature du mal dont elles sont le signe positif, puissent le tirer de son doute et l'éclairer. Aussi doit-il saisir ces nouvelles manifestations dès leur première apparition, et il y arrivera s'il est attentif et sagace.

Quoi qu'il en soit, on peut dire d'une manière absolue qu'un bouton qui ressemblerait, jusqu'à un certain point, à la pustule maligne n'en est pas une, s'il contient du pus ; il en est une, si au lieu de pus, on trouve à son centre un point gangréneux.

Piqûre du pou de bois.

La piqûre sur l'homme de ce qu'on appelle vulgairement le pou de bois, tique selon certains, phoque pulsateur selon d'autres, ressemble au premier aspect à la pustule maligne, forme sèche. Elle produit, en effet, une vésication arrondie, des dimensions d'un gros bouton de chemise et plus, d'une coloration violacée, déprimée à son centre et formée de vésicules grenues remplies de sérosité jaunâtre ; dans la dépression centrale, on voit souvent un point noir formé par la tête de l'insecte qui s'est séparée de son corps et est restée dans la peau quand on a voulu l'arracher. Autour de cette vésication il y a un cercle inflammatoire d'un rouge très-prononcé, le tout porté par un gonflement comme œdémateux qui n'est jamais considérable. Mais en examinant avec attention, il est facile de reconnaître qu'il n'y a là que les apparences de la pustule maligne, et que les signes constitutifs de cette dernière maladie font défaut. D'abord la vésication n'est pas portée sur un bouton qui s'élève au-dessus du niveau de la peau, comme dans la pustule maligne. L'escarre lenticulaire n'existe pas, la tête de l'insecte a pu la figurer un moment, mais l'excision démontre au besoin que ce n'est pas une escarre ; le derme alors est violacé parce qu'il est gorgé de sang que la succion de l'insecte y a fait affluer. Toutefois, cette partie du derme se mortifie et laisse une escarre qui ressemble à celle de la pustule maligne guérie ; il n'y a pas de noyau d'induration, et s'il y a une sorte d'œdème qui peut induire en erreur, il y a aussi autour de la vésication le cercle inflammatoire que l'on ne rencontre jamais dans la pustule maligne. Enfin, le mode d'origine, si on peut y remonter, sera encore un signe distinctif très-important. Ajoutons que l'intoxication due au virus passé dans le torrent circulatoire ne se rencontre jamais alors.

La tique, dite pou de bois, n'est pas la tique des Antilles ni de l'Amérique méridionale, qui est si petite qu'on a peine à la voir et qui a le bec si pointu qu'elle perce les chaussures et les vêtements de toutes sortes. C'est la femelle de cette tique qui pénètre sous la peau dans les chairs et particulièrement sous la peau du talon et sous les ongles du pied, où son abdomen, qui renferme des œufs, prend le volume d'un petit pois et où la famille nombreuse à laquelle elle donne naissance, détermine un ulcère qui cause de vives douleurs et qui est très-difficile à guérir. La tique ou phoque pulsateur, vulgairement pou de bois, qui produit la vésication dont je viens de parler, est un petit insecte dont le corps est court, mou, renflé et d'un blanc jaunâtre.

Inoculations. — Leur utilité.

Les inoculations ont servi à confirmer d'une manière positive ce que l'observation clinique avait démontré déjà, savoir : Que la pustule maligne est de même nature que le sang de rate, la maladie du sang et la fièvre charbonneuse, et qu'elle constitue avec ces trois maladies l'affection charbonneuse. Elles peuvent servir en outre à convaincre les difficiles et les incrédules de l'efficacité d'un traitement nouveau. Qui pourrait douter de la nature des pustules malignes guéries par ce traitement si leur inoculation a été féconde. Ce n'est pas à dire que toute pustule maligne dont l'inoculation n'est pas féconde ne soit pas charbonneuse. J'ai prouvé plus haut que cette proposition ne peut pas être la conclusion de toutes les expériences d'inoculation qui ont été faites, et qu'il y a assurément des pustules malignes charbonneuses dont l'inoculation ne s'est pas trouvée féconde et dont la guérison n'en est pas moins une preuve de l'efficacité du traitement mis en usage.

Mais là se borne l'utilité des inoculations, la fécondité ne peut fournir une notion pour le diagnostic dont le praticien a besoin au lit du malade, dès sa première visite, et sans lequel il ne peut se déterminer à agir. S'il fallait attendre le signe de la fécondité, en supposant même qu'il ne manquât jamais, le malade aurait le temps de mourir plusieurs fois. Les inoculations n'ont donc aucune utilité directement pratique au lit du malade; elles ne doivent donc être considérées que comme une affaire purement scientifique qui n'a qu'une importance très-secondaire dans la médecine agissante.

Examen microscopique. — Son utilité.

L'examen microscopique de son côté n'a trait non plus qu'à la science abstraite et il ne se rattache que très-indirectement et de très-loin seulement à la pratique médicale. Les corpuscules bactéridies qu'il fait voir chez les animaux charbonneux, dans leur sang ou dans ceux de leurs organes où la circulation se ralentit, rate, foie, poumons, ne s'y développent que quelques heures avant la mort. D'autre part les différences que l'on signale entre les bactéridies et les bactéries de la fièvre typhoïde, de la variole, et des affections putrides de toutes sortes, sont si faibles qu'à peine si l'on a pu jusqu'à ce jour les distinguer les unes des autres. Le microscope ne fournit donc un signe que trop longtemps après le moment où le médecin

doit poser son diagnostic pour agir avec toutes les chances
de succès. De plus ce signe n'est pas certain puisqu'il
n'appartient pas qu'à l'affection charbonneuse. Enfin, il
est très-difficile à saisir, car il n'est pas donné à tous de
se servir du microscope avec fruit. C'est un instrument
qui demande pour être manié avec habileté et sûreté une
main expérimentée et patiente. L'examen par lui-même
est en outre long, il exige un certain temps. Pour toutes
ces raisons l'histologie des affections charbonneuses ne
sera jamais que d'une utilité très-secondaire au médecin
praticien.

Anatomie pathologique.

Pour connaître les lésions anatomiques que la pustule
maligne engendre comme effet primitif et direct, il suffit
de se reporter à la description de cette maladie dans son
siége et dans ses différentes périodes. Ajoutons qu'elle
active la circulation dans les points qu'elle occupe, elle et
l'œdème qu'elle détermine. Les vaisseaux capillaires semblent s'y être développés, et les incisions que souvent on
est obligé de faire laissent écouler du sang, en très-grande
quantité, d'un rouge très-prononcé, rutilant. Tout ce que
j'ai lu des lésions qu'on rencontre dans les différentes autres
parties du corps, ne se rattache qu'indirectement à la
pustule maligne. Ces lésions dépendent de la dissolution
du sang et de son défaut d'hématose, qui sont dues, il est
vrai, à l'intoxication charbonneuse, mais elles ressemblent en tout à celles que produit toute intoxication septique et putride. Ainsi, l'aspect du cadavre est en général
intus et extra violacé et livide; si cette teinte est plus

4

marquée et offre des taches d'ecchymoses sur les parties déclives, cela tient à l'infiltration du sang qui se fait d'autant plus facilement qu'il est plus diffluent et les tissus plus ramollis. Car tous les organes ont perdu de leur consistance, ils sont plus mous, se déchirent plus facilement, et plus particulièrement la rate qui se réduit en bouillie noire à la moindre pression. Enfin, la putréfaction du cadavre se fait avec une très-grande rapidité.

PROGNOSTIC EN GÉNÉRAL.

Jusqu'à ce jour, on a regardé la pustule maligne comme une maladie très-grave qui se termine presque toujours par la mort, malgré un traitement énergique appliqué en temps opportun. On la regarde même comme une maladie tellement dangereuse que l'on croit encore que sa terminaison par la mort ne peut être conjurée, à quelques exceptions près, que par la cautérisation qui, en détruisant les tissus envahis, la détruit elle-même sur place et du même coup. Tel est en général le prognostic que l'on en porte aujourd'hui, quelle que soit la période à laquelle elle est arrivée. Jamais, en effet, on est certain de détruire tout le virus par la cautérisation, à moins qu'elle ne soit qu'à sa première période, et encore on la voit, attaquée même dès son début, suivre son cours et se terminer d'une manière funeste.

On s'accorde toutefois à dire qu'elle offre d'autant moins de chances de guérison qu'elle est dans une période plus avancée, à ce point que toute cautérisation échoue le plus ordinairement quand la quatrième période existe et que les symptômes d'intoxication charbonneuse sont manifestes. C'est pour cette raison que j'ai caractérisé cette période de : période de danger de mort imminente, et que je l'ai considérée comme très-significative par rapport au prognostic. Non que je pense qu'il n'y ait plus rien à tenter à ce moment, mais je crois que souvent alors la partie est perdue. Dans ces cas, il ne faut cependant pas condamner absolument le malade. J'ai vu, d'autres l'ont également observé, des malades en rappeler et guérir après avoir présenté les symptômes d'un empoisonnement très-prononcé. Cela peut facilement se comprendre. Quand la pustule maligne, ou ce que j'appelle, comme je l'expliquerai, le foyer de fabrication du virus est détruit, il ne s'en produit plus de nouveau, mais à ce moment il peut s'en trouver dans le sang une quantité trop minime pour amener la mort, et cependant assez considérable pour déterminer un empoisonnement violent et même très-violent. Alors le malade guérit par l'élimination successive de cette portion de virus qu'il a absorbé et qui ne va pas jusqu'à l'intoxication mortelle. Mais il ne guérit qu'à travers des symptômes excessivement graves qui mettent sa vie dans le plus grand danger et le réduisent pour ainsi dire à la dernière extrémité. Devant ces faits et cette explication qu'on en peut donner et qui me paraît naturelle, il faut donc agir et chercher à détruire même pendant la quatrième période le foyer de fabrication. Qui peut savoir en quelle quantité le virus est entré dans le sang ?

Le prognostic n'est pas si grave en général qu'on le pensait autrefeis.

Je ne crois pas que le prognostic en général de la pustule maligne soit si grave que cela. De nombreuses observations m'ont démontré que cette maladie guérit le plus ordinairement. J'ai 73 guérisons sur 77 cas par l'usage des feuilles ou de l'écorce de noyer. Or, si elle guérit le plus souvent par un moyen aussi simple et par une modification vitale qui nous échappe et qu'assurément il provoque, ne faut-il pas en conclure déjà qu'elle n'est pas en général aussi dangereuse ni aussi fatalement mortelle qu'on l'a cru jusqu'à présent. Si, d'autre part, l'œdème malin, qui n'est qu'une variété de la pastule maligne, guérit quelquefois spontanément, n'est-il pas logique de penser qu'on observerait également des guérisons spontanées de pustules malignes, si, comme on le fait pour l'œdème, on ne les traitait pas toutes par le moyen consacré, la cautérisation; et si on n'employait qu'une médication considérée comme insignifiante. Je l'ai dit plus haut, on en trouverait la preuve, s'il en fallait une autre que l'analogie, dans la marche de certaines pustules malignes, comparée à celle de certaines autres qui présentant le même degré de développement et la même intensité, ont été traitées de la même manière et qui cependant ont marché et augmenté quelquefois même jusqu'à causer la mort, tandis que les premières se sont immédiatement arrêtées pour guérir très-rapidement. Nul doute, il faut réformer nos idées sur le prognostic en général de la pustule maligne. C'est une maladie qui a ses dangers, mais elle est loin d'être presque fatalement mortelle. C'est à ce point, quand on compare les nombreux insuccès de la cautérisation au petit nombre de ceux que donne l'emploi des feuilles de noyer, qu'on se demande si la cautérisation n'est pas un moyen à quitte ou double, capable de guérir si elle détruit tout le virus, capable au contraire de favoriser son action morbide si elle en échappe quelques parcelles. C'est une question que nous aborderons plus bas.

Quoi qu'il en soit, il sera longtemps encore, sinon toujours, difficile au praticien de se prémunir contre des craintes et des craintes même sérieuses devant les manifestations de la troisième et surtout de la quatrième période. Quand il aura vu la maladie à son début ou encore au commencement de la deuxième période, c'est-à-dire, quand il aura vu un mal insignifiant prendre si vite d'énormes proportions et aller jusqu'à compromettre la vie par l'affaissement progressif et rapide des fonctions organiques et nutritives, pourra-t-il rester impassible et ne pas s'effrayer. Dans tous ces cas il faut rester sur le qui-vive sans perdre absolument confiance ; il ne faut pas s'alarmer outre mesure. Si malgré l'emploi des feuilles de noyer, par exemple, le mal passe de la seconde à la troisième période, si même cette dernière devient violente, rien n'est encore absolument perdu ; la résolution peut se faire encore et elle se fait le plus souvent. Dans ces cas c'est une complication indépendante de la nature de la maladie qui seule peut causer la mort. Mais il faut craindre alors l'apparition de la quatrième période, le danger deviendrait et plus grand et surtout plus imminent ; il ne faut pourtant pas entièrement désespérer encore, si plusieurs de ces malades succombent à l'empoisonnement, il y en a aussi quelques-uns qui guérissent.

Prognostic d'après la marche.

Quel que soit le mode suivant lequel on envisage le prognostic en général de la pustule maligne, il se modifie toujours selon la marche que le traitement imprime à la maladie. On peut donc dire presqu'avec certitude qu'il n'y a plus de danger, quand dans une période quelconque apparaissent les signes d'amélioration que nous avons indiqués en parlant du diagnostic et qui annoncent la diminution de cette période. Le danger au contraire persiste et devient même plus grand, si les moyens employés pour arrêter le mal à quelque degré qu'il soit arrivé, sont inefficaces et si l'on observe les signes qui démontrent le passage d'une période à une autre. Si l'état stationnaire s'établit, si le point malade reste à peu près le même, ou encore si l'état local augmente et si tout cela dure huit jours sans que surviennent des signes d'un empoisonnement prononcé et violent, il est à peu près certain qu'il n'y a plus de danger, et même il n'y en a plus.

D'après la forme.

La forme sèche est moins grave que la forme humide parce qu'elle se cautérise plus facilement.

Si la pustule est petite, reposant sur un œdème assez considérable, tendu, résistant, avec un noyau d'induration peu marqué, et si la peau qui l'entoure offre une teinte blafarde ou violacée ou même légèrement rosée et érythémateuse, il faut la juger très-dangereuse ; l'expérience l'a démontré. Celle-là au contraire est moins dangereuse qui a un bouton volumineux, une teinte rouge érysipélateuse autour d'elle, un œdème très-peu développé et un noyau d'induration prononcé et bien limité. C'est également un fait d'observation dont l'explication n'est pas connue et qu'il ne faut pas regarder comme l'effet d'une réaction inflammatoire, ainsi que plusieurs l'ont voulu. Je n'ai jamais constaté une pareille réaction, et il n'y a vraiment rien dans les phénomènes qui caractérisent cette sorte de pustule, qui soit réellement inflammatoire.

D'après son siége.

Pour juger de la gravité de la pustule maligne, il faut encore tenir compte de son siége. Elle est plus dangereuse partout où le tissu cellulaire est plus lâche, moins serré, moins dense, parce que l'absorption s'y fait plus facilement. Elle est plus dangereuse à la figure et au cou que sur le tronc et sur les membres, indépendamment même des accidents dont elle peut se compliquer dans ces différents points et qui de leur côté ont chacun sa gravité. Au cou, au menton, à la figure, il faut toujours craindre l'asphyxie non par la compression des gros vaisseaux et de la trachée-artère ainsi que cela a été écrit, mais bien par suite de l'œdème du larynx, comme je l'ai dit. Aux membres, il y a à redouter l'étranglement, les gangrènes qui peuvent en être la conséquence, les abcès putrides et l'infection de même nature.

Gravité de l'œdème malin des paupières, quelle?

C'est ici le lieu de dire que l'œdème malin des paupières n'a par lui-même pas plus de gravité que la pustule maligne. Mais il est d'un traitement plus difficile. La cautérisation se fait alors trop tardivement, souvent même incomplète et insuffisante. Le médecin recule devant l'infirmité qui paraît devoir en être la conséquence, la destruction de la paupière, et qui cependant n'est guère moindre en cas de guérison spontanée. C'est là ce qui donne à l'œdème des paupières une gravité particulière.

D'après l'âge et le sexe, la constitution et le tempérament, et l'abus alcoolique.

L'âge et le sexe ne m'ont pas paru avoir de l'influence sur le prognostic de la pustule maligne Il n'en est pas de même de la constitution, forte et robuste, elle résiste davantage à l'action du virus et la maladie offre plus de chances de guérison ; débile, cacochyme, altérée par l'abus des alcooliques, elle favorise cette même action et rend la guérison plus difficile; elle est donc cause alors d'un plus grand danger. Le tempérament sanguin qui est l'apanage de la force a la même influence que la constitution robuste, et le tempérament lymphatique celle de la constitution débile.

D'après la saison.

La pustule maligne prend-elle plus de gravité dans une saison que dans une autre? C'est une question à laquelle il est difficile de répondre. L'expérience ne m'a rien appris à ce sujet. Il est cependant probable que la chaleur qui débilite rend cette maladie plus grave que le froid qui donne du ton. Mais ce qu'il y a de certain c'est que l'action longue et continue d'une température chaude et sèche ou chaude et humide amène une dégénérescence bilieuse ou muqueuse qui rend la pustule maligne excessivement grave, à ce point que très-souvent le malade succombe parce qu'on n'a pas fait cesser ces états morbides. Ces dégénérescences servent pour ainsi dire d'aliment au mal, l'humeur qui les constitue se change facilement en virus charbonneux, elles favorisent donc l'intoxication. Ce n'est donc pas tant l'action directe de la chaleur actuelle qui rend la pustule maligne plus dangereuse, que les dégénérescences humorales que développe son influence prolongée.

Infirmités qui en sont la conséquence.

La pustule maligne offre encore un autre genre de danger ; elle laisse souvent après sa guérison des cicatrices vicieuses qui éraillent l'œil, dévient la bouche, limitent l'étendue des mouvements articulaires en les bridant, quand elles existent soit sur les paupières ou près d'elles, soit sur les lèvres et surtout près des commissures, soit enfin au niveau des articulations. La plupart de ces lésions sont plutôt le résultat du traitement par la cautérisation, surtout à la suite de l'emploi des cautères potentiels et particulièrement du sublimé corrosif, que l'effet naturel de la maladie par la gangrène qu'elle produit. Le cautère actuel même, manié avec prudence et dans la mesure que comporte toute la nécessité d'un traitement actif, n'amène jamais de si grands désordres.

Je n'ai jamais observé de rétraction de tendons par suite de leur cautérisation ou de celle des faisceaux musculaires ; car la gangrène produite par le mal ne dépasse pas l'épaisseur du derme. Mais cela est arrivé, je le sais, avec le sublimé. Le cautère actuel ne brûle jamais que la peau. Mais l'infirmité la plus grave et qui peut arriver et arrive même sous l'influence naturelle de la maladie, sans que le traitement y soit pour quelque chose, c'est l'éraillement des paupières. Je ferai remarquer que toutes ces lésions ne sont que l'effet nécessaire de la gangrène engendrée par la pustule maligne, quand on a recours aux feuilles de noyer comme traitement. C'est là un immense avantage, nul ne peut le contester. Ce moyen n'ajoute pas de mortification à celle qui résulte de la maladie et le plus souvent alors l'escarre, après la guérison, n'a pas de plus grandes dimensions que celles qu'avait la pustule quand on a commencé le traitement.

TRAITEMENT.

Deux indications radicales. — Deux espèces de traitement.

La pustule maligne est produite par un virus qui échappe à la vie. Celle-ci ne peut le saisir ni l'atténuer par le travail de la coction ; c'est lui au contraire qui la domine partout où il pénètre à ce point qu'après avoir tué les tissus au milieu desquels il se multiplie, il tue encore le sang dans lequel il finit par s'introduire et fait ainsi mourir le malade en quelques jours. Et, quand il ne va pas jusqu'à causer la mort, qu'il y a guérison spontanée, comme cela arrive quelquefois, ce n'est pas qu'il ait subi davantage une transformation vitale, c'est tout simplement qu'il a cessé, sans qu'on sache ni pourquoi, ni comment, de se multiplier à un moment donné et qu'il ne s'en est pas produit assez pour déterminer la mort après avoir pénétré dans le sang. Quoi qu'il en soit, celui qui existe, si petite que soit sa quantité, n'épuise jamais son action qu'en détruisant les tissus qu'il imprègne, c'est-à-dire en les faisant mourir.

Traitement par la destruction. — Traitement sans destruction par modification vitale.

De ces considérations surgissent deux indications radicales qui permettent d'instituer deux traitements. L'une dit qu'il faut détruire le virus en détruisant les tissus où il a été déposé et au milieu desquels il va se multiplier, l'autre dit qu'il faudrait sans opérer aucune destruction pouvoir enlever à ce même virus la faculté de se multiplier, soit en le modifiant lui-même, soit en modifiant les tissus avec lesquels il va bientôt être en contact.

De ces deux indications, seule la première a fixé exclusivement l'attention des praticiens; c'est qu'aussi les moyens de destruction qu'elle met en œuvre ont bien des attraits, tous donnent satisfaction à la raison qui comprend *à priori* qu'avec eux la guérison est certaine, tous sont expéditifs, tous laissent voir à mesure qu'il se fait et dès qu'il est fait, le travail opéré pour anéantir le mal; tous font du médecin le seul et unique acteur de la guérison, tous enfin à côté de quelques échecs comptent des succès plus ou moins nombreux. D'ailleurs on peut choisir celui qui réussit le mieux, ou encore en trouver un nouveau qui guérira mieux. Devant tous ces avantages et ces réalités qui contentent et l'esprit positiviste du siècle et l'amour-propre si naturel à l'homme, qui sera assez libre de pré-jugés pour s'affranchir de l'habitude et comprendre qu'une modification, qui atteindrait le but de la seconde indica-tion, peut être, je ne dis pas seulement aussi mais plus profonde et plus sûre, quoique lente et cachée. Pour toutes ces raisons les praticiens n'ont jamais réfléchi à ceci, savoir : Que parmi les moyens de destruction qui tous peuvent laisser une portion du virus, il y en a, les diffé-rentes cautérisations, qui peuvent en outre, en modifiant soit la vitalité des tissus ambiants, soit la constitution même du virus, favoriser et sa multiplication et son absorption. Aussi, ils n'ont jamais voulu et ne veulent encore adopter, que les moyens de destruction. Ils ont toujours regardé et ils regardent encore comme inertes tous ceux qui peuvent remplir la seconde indication, et cela *à priori*, et malgré les nombreuses observations qui ont pu les faire connaître et sur lesquelles s'appuie l'ex-périence de leur efficacité.

Destruction.

Les moyens de destruction sont l'extirpation et la cau-térisation.

Par l'extirpation.

L'extirpation consiste à enlever avec le bistouri le bou-ton caractéristique et le noyau d'induration qui le sup-porte. Elle ne peut être mise en usage que quand le noyau est encore limité à de petites dimensions, et lors-que le mal n'a pas son siége au niveau de vaisseaux importants, qu'il faut ménager à tout prix. Dans ces conditions, on se demande si ce procédé est sûr. Il peut arriver que tous les tissus imprégnés par le virus ne soient pas emportés, et, en supposant qu'ils le soient, le bistouri qui les traverse peut se charger de virus et l'inoculer. Aussi l'extirpation est aujourd'hui abandonnée, et ceux qui y ont encore recours la font suivre de la cautérisation appliquée dans toutes les anfractuosités de la plaie qui en résulte et même en dehors d'elle, à son pourtour.

Par la cautérisation.

La cautérisation se fait avec les cautères potentiels, caustiques, ou avec le cautère actuel, fer chauffé à blanc.

Caustiques.

Les caustiques sont tous les agents chimiques qui désorganisent les tissus en les brûlant. Ils sont liquides ou solides.

Caustiques liquides.

Les caustiques liquides employés contre la pustule maligne sont les acides sulfurique, nitrique, chlorhydrique purs et concentrés, le beurre d'antimoine et le nitrate acide de mercure. Tous s'appliquent de la même manière. Après l'excision du bouton caractéristique ou après son extirpation, on place des petites boules de charpie imbibée du caustique choisi, sur la plaie qui résulte de l'excision ou dans la cavité conique que l'extirpation a faite, et on les maintient pendant huit à dix heures par un bandage contentif composé de charpie sèche, de sparadrap et de compresses fixées par une bande. Je ne m'en suis jamais servi et on y a très-rarement recours dans nos contrées.

Caustiques solides.

Les principaux caustiques solides sont le nitrate d'argent, le caustique de Vienne, la potasse et le sublimé corrosif.

Nitrate d'argent.

Le nitrate d'argent ne convient que dans la première période, quand il n'y a qu'une vésicule ou une petite escarre très-mince et très-limitée. Il faut alors appuyer très-violemment avec le crayon en lui imprimant un mouvement de rotation pendant deux ou trois minutes, de manière à faire une forte cautérisation plus large que la vésicule. Mis dans les chairs en petits morceaux, il ne produit qu'une escarre d'une épaisseur insignifiante. Aussi, on ne doit jamais s'en servir dès que le mal est arrivé à sa deuxième période ; à ce moment, il serait dangereux parce qu'il serait inutile.

Caustique de Vienne.

Le caustique de Vienne n'est jamais employé dans notre pays ; une seule fois, je m'en suis servi avec succès. Le procédé d'application est le même que pour faire un cautère. Après avoir placé un morceau de sparadrap percé à son centre d'une ouverture qui a les dimensions de l'escarre que l'on veut obtenir, on dépose sur toute la partie qui est à nu la pâte formée avec la poudre et quelques gouttes d'alcool et on l'enlève au bout de dix à quinze minutes. L'escarre est alors complète et limitée ; pendant l'application, il se fait bientôt un écoulement de sang abondant et en nappe qui délaye la pâte, la soulève et doit, pour ces deux raisons, géner son action. Ce moyen ne me paraît donc pas assez sûr et je ne le conseille pas.

Potasse caustique. — Méthode ordinaire.

La potasse caustique s'applique de deux manières. La première, comme le caustique de Vienne : on pose sur le bouton de la potasse en proportion de l'escarre que l'on veut obtenir ; pour la maintenir et empêcher qu'elle fuse, on l'entoure de ouate et on la recouvre d'un morceau de sparadrap, par-dessus lequel on place des compresses et une bande roulée pour fixer le tout. Malgré toutes ces précautions, souvent il y a des traînées et l'escarre est large et irrégulière. Souvent aussi la potasse trop délayée et trop soulevée par la sérosité et le sang dont elle provoque l'écoulement, ne cautérise pas assez profondément. Ainsi employée, la potasse n'est donc pas un moyen sur lequel on puisse toujours compter.

Potasse caustique par dilution, de M. Bourgeois, d'Etampes.

La seconde manière, dite cautérisation potassique par dilution, a été inventée par M. Bourgeois, d'Etampes, pour éviter les inconvénients de la première. Il y a le plus ordinairement recours, et elle lui donne de nombreux succès ; en voici le résumé : saisir de la potasse à alcool très-sèche et en cylindre, avec des pinces pansement, ou mieux la placer dans un porte-pierre, la promener circulairement sur le bouton caractéristique et un peu en dehors de lui, jusqu'à ce que le fond de l'excavation qui se fait et qui peut avoir deux ou trois millimètres de profondeur soit rouge ou donne un peu de sang. La potasse dissout les chairs qu'elle touche et les réduit en un magma qui se réunit sur les bords de la cavité qu'elle creuse. Il faut l'enlever à mesure qu'il se produit avec un linge tenu de la main gauche, pour éviter des fusées et des traînées d'escarre. Si l'escarre de la pustule maligne est très-sèche et très-épaisse, il faut l'amincir avec la lancette, afin que la pierre morde plus facilement. A la rigueur, on pourrait alors mouiller la potasse, et si malgré ces précautions on suppose la cautérisation incomplète, il faut mettre un petit morceau de potasse caustique dans le godet et panser par-dessus. Si en même temps le mal a son siége sur la figure, il faut avoir soin d'affiler le crayon de potasse, afin d'éviter de faire une excavation trop profonde et trop large qui serait plus que suffisante et qui laisserait une cicatrice plus difforme. Il faut toujours que la cautérisation dépasse de quelques millimètres en largeur comme en profondeur le bouton caractéristique. Douze heures après la cautérisation, l'escarre est noire et sèche sans être dure. Je crois inutile de passer la potasse sur les bulles du voisinage de l'aréole. M. Bourgeois pense aussi que cela n'est pas indispensable, quoi qu'il le fasse quelquefois. L'escarre artificielle est d'autant plus déprimée que l'œdème devient plus considérable ; elle s'entoure d'un cercle de vésicules à moins que la cautérisation n'ait été très-légère. Ce cercle ne ressemble en rien à l'aréole vésiculaire, il est continu, grisâtre, il fait un bourrelet de un millimètre au plus de haut, sa surface est plissée, il est rempli de sérosité roussâtre, et il est particulier à la cautérisation de la pustule maligne par la potasse caustique par dilution. Les tégumens voisins de la partie cautérisée deviennent animés et prennent une teinte assez vive.

Deux fois ce procédé m'a réussi complètement et rapidement, je ne l'ai pas mis plus souvent en usage. Il est douloureux au moment de l'application et quelques instants après, il n'offre aucun danger, on peut limiter son action. Il est donc excellent, on doit lui donner la préférence quand on veut se servir de caustiques.

Sublimé corrosif.

Le sublimé corrosif est presque le seul caustique employé en Beauce. Cela doit vouloir dire qu'il est efficace et que c'est un agent sûr et fidèle. Pourtant M. Bourgeois ne lui donne que la seconde place ; il lui préfère la potasse par dilution. Son application est très-simple. Détruire les vésicules de l'aréole, enlever l'escarre, placer un morceau de sparadrap percé d'un trou à son centre, de manière à laisser à nu toute l'étendue que l'on veut cautériser, remplir le godet formé par l'ablation de l'escarre avec du sublimé *concassé*, couvrir toute l'aréole vésiculaire déchirée de ce même sel grossièrement pulvérisé et même en dépasser les limites, fixer la poudre en mettant pardessus un autre morceau de sparadrap enduit d'onguent Canet, ou d'onguent de la mère, et maintenir avec une compresse pardessus laquelle on met une bande roulée ; telles sont les précautions à prendre pour appliquer ce caustique dont l'effet est achevé au bout de 24 heures. L'escarre qu'il fait et sur laquelle on trouve le sublimé en excès a en général un centimètre d'épaisseur; elle n'en a que deux ou trois millimètres, si ce caustique a été appliqué sur l'épiderme. Il ne fuse pas; il ne produit donc pas par traînées des escarres irrégulières, il pénètre assez profondément pour détruire tous les tissus imprégnés de virus, et il développe autour de lui une inflammation assez franche qui, dit-on, opposerait une barrière à l'absorption. Il se fait enfin autour de l'escarre des vésicules qui contiennent de la sérosité trouble passant à la purulence en 24 ou 48 heures. Mais à côté de ces avantages, il cause quelquefois de la salivation; cela arrive surtout quand les vésicules de l'aréole contiennent beaucoup de sérosité et que la pustule est humide. Dans ces cas, il faudrait ne pas l'employer. Il a même été jusqu'à produire l'empoisonnement, c'est ce que Pibrac, Enaux et Chaussier ont constaté. Enfin, son action n'est pas toujours limitée à la profondeur que nous avons indiquée. M. Bourgeois l'a vu déterminer une mortification de la largeur de la main; de là une plaie immense, longue et difficile à guérir; de là une cicatrice difforme et souvent très-gênante. Un grand chirurgien m'a raconté avoir vu un de nos confrères infirme à la suite de l'application de ce caustique qui avait détruit une partie du muscle deltoïde. Ce sont là de graves inconvénients qui déprécient la valeur du sublimé, surtout aux yeux de ceux qui n'ont pas l'habitude de s'en servir. Devant de pareilles éventualités, on hésite à l'employer.

Cautère actuel.

Le cautère actuel est à peu près le seul moyen usité en Brie, pays à charbon autant que la Beauce. C'est assez dire que s'il ne réussit pas toujours, il doit cependant avoir une grande efficacité.

Forme qu'il doit avoir.

La forme des fers que l'on applique sur le bouton malin ne doit pas être comme on la voulait autrefois, sphérique, olivaire ou conique, et comme on l'indique encore dans des ouvrages récents. Les cautères ou fers à brûler sont des tiges métalliques adaptées par une extrémité à un manche en bois et recourbées à angle droit à l'autre extrémité qui se termine par une masse cylindrique ayant trois centimètres de hauteur sur un demi-centimètre, un centimètre, un centimètre et demi, deux centimètres, deux centimètres et demi et trois centimètres de diamètre, en tout six cautères. La face libre qui mesure leur diamètre est plate, et l'arète qui la sépare de la face arrondie et cylindrique est légèrement mousse. Cette forme est préférable à celle que j'ai indiquée plus haut, parce qu'elle permet de concentrer dans le cautère une plus grande quantité de calorique, avantage incontestable, et qu'en outre le point central ne se refroidit que le dernier pendant l'opération, tandis que dans les autres formes, c'est le premier qui perd de sa chaleur, autre avantage non moins important, puisque c'est le milieu de la pustule maligne qui doit être le plus profondément cautérisé. Or, voici le mode d'opérer que je crois le plus sûr : ébarber ou exciser le bouton caractéristique, c'est-à-dire le mettre au niveau de la peau, attendre que l'écoulement de sang soit arrêté, appliquer successivement trois et même quatre fers rougis à blanc, en prenant l'un après l'autre ceux dont le diamètre se suit, et en commençant par celui qui est de la largeur du bouton caractéristique. Les dimensions du dernier appliqué doivent être de trois millimètres environ plus grandes que celles de la pustule. Il faut appuyer assez fortement sur chaque cautère qu'on applique et le laisser à peu près une demi-minute en place. S'il est vrai que l'escarre ainsi produite n'est épaisse que de deux ou trois millimètres au plus, il faut que sous l'influence de la forte chaleur du fer, une partie des tissus soit détruite sans détritus apparent; car il se fait une cavité plus profonde que ne le comporte l'épaisseur de l'escarre, qui d'ailleurs devient très-sèche, très-dure et très-noire dans l'espace de 24 à 36 heures. L'expérience m'a appris que dans la forme humide, il faut attendre dix minutes et même un quart d'heure après une première application successive de trois ou quatre fers pour en recommencer une nouvelle. On est aussi sûr que possible que la cautérisation est complète lorsqu'on ne sent plus le noyau d'induration.

Mode de faire quand on revient à la cautérisation.

Quand on juge que le mal fait des progrès et qu'il faut revenir à la cautérisation, il convient, si l'escarre est épaisse, de l'amincir et même de l'enlever et de revenir aux caustiques ou au cautère actuel selon l'appréciation faite. Mais il faut que cette seconde cautérisation soit faite sur le point même de la première, seulement elle sera plus étendue; ainsi on termine par le fer de la dernière dimension, celui de trois centimètres de diamètre. Lorsque la cautérisation a cette étendue, elle atteint, si même elle ne les dépasse, les limites qu'aurait la pustule maligne dans son plus grand développement local, au moment où la mort arrive par intoxication. Il n'est donc jamais utile de cautériser plus grandement.

Inutilité des incisions et de l'extirpation préalables. L'excision suffit.

Avant de cautériser, des praticiens font une incision cruciale sur le bouton caractéristique, d'autres le limitent par des incisions en dehors de lui, d'autres en font l'extirpation. Il m'a semblé que chacune de ces petites opérations préalables peut inoculer le virus dans les tissus sains qu'elle atteint et dans lesquelles la cautérisation pourra bien ne pas pénétrer. Je les ai remplacées par l'excision qui sans exposer au danger de l'inoculation, diminue cependant l'épaisseur des tissus à brûler et permet que la cautérisation soit complète.

Inutilité des incisions, scarifications et cautérisations de l'œdème.

S'il n'y a pas étranglement je regarde comme inutiles toutes les incisions et les scarifications que l'on fait dans le voisinage de la pustule sur le gonflement œdémateux. Je trouve non moins inutiles les nombreux points de cautère que l'on applique sur l'œdème, aussi bien que la brûlure des scarifications sous prétexte d'amener une inflammation phlegmoneuse. Toutes ces cautérisations éloignées du foyer de fabrication c'est-à-dire du bouton caractéristique et du noyau d'induration, ne détruisent pas le virus passé dans le tissus cellulaire œdèmatié, et ne peuvent pas empêcher qu'il s'en produise dans le foyer de fabrication. Elles n'ont donc aucun avantage.

Pansements consécutifs,

Après la cautérisation, quel que soit le mode employé, il suffit de placer sur la partie cautérisée une compresse imbibée d'huile d'olives qu'on renouvelle deux fois par jour, et l'on couvre l'œdème avec de la ouate. Quand l'escarre se ramollit pour se détacher, les pansements faits avec l'eau chlorurée enlèvent la mauvaise odeur, tout en entretenant le degré de vitalité convenable à la végétation des bourgeons charnus. Après la chute de l'escarre, panser la plaie avec un linge troué enduit de cérat mélangé d'onguent styrax au dixième. Réprimer enfin les bourgeons charnus s'il y a lieu pour obtenir une cicatrice régulière et peu apparente.

Quels que soient le volume de l'œdème et sa coloration je ne le couvre jamais de compresses imbibées soit d'eau de sureau pure, ou mélangée avec de l'eau-de-vie camphrée, soit de décoction de quinquina. L'expérience a démontré que ces liquides ne peuvent pas détruire le virus qui infiltre le tissu cellulaire et qui est cause de son gonflement œdèmateux en portant atteinte à sa vitalité; c'est donc vouloir la lui rendre sans le débarrasser du virus; or, c'est tout simplement impossible.

Comparaison des différentes cautérisations.

Les praticiens ont abandonné les caustiques liquides, ils fusent, font des traînées qui augmentent l'étendue de la mortification sur des points où elle est inutile, sans que souvent elle soit complète sur la partie malade. On est, en un mot, obligé de les laisser appliqués pendant plusieurs heures sans qu'on puisse en diriger l'action.

Parmi les caustiques solides, le nitrate d'argent est évidemment trop peu énergique. Si le caustique de Vienne fuse, il agit sous l'œil du médecin qui peut s'y opposer, mais il a un autre inconvénient plus grave, c'est qu'il provoque un écoulement de sang qui gêne son action en le délayant et en le soulevant et peut l'empêcher de cautériser assez profondément. La potasse caustique appliquée en pansement pendant plusieurs heures n'est pas sous l'œil du médecin, elle fuse et fait des traînées qui rendent l'escarre plus grande et irrégulière. Elle peut se déplacer par les mouvements du malade et brûler autre part que sur le point voulu, elle peut être soulevée et délayée par les différents écoulements qu'elle provoque et perdre ainsi une partie de son efficacité.

A tous ces titres, il faut mettre de côté ces différents moyens, à moins que, pris au dépourvu, on ait l'un d'eux sous la main.

Comparons maintenant l'action des deux caustiques qui nous restent à examiner et qui, en Beauce aujourd'hui, sont généralement les seuls mis en usage : la cautérisation potassique par dilution et la cautérisation par le sublimé corrosif.

La première me paraît préférable. Tout médecin peut la réussir du premier coup et après en avoir lu la description. Elle n'est pas très-douloureuse et surtout la douleur qu'elle provoque n'est pas de longue durée. Elle se fait sans appareil, promptement, c'est l'affaire de quelques minutes, sous l'œil du médecin, ou mieux par la main du médecin qui dirige son action, la varie selon le besoin, en apprécie la largeur et la profondeur à chaque instant, et peut toujours en borner les limites et s'opposer à l'irrégularité de l'escarre en enlevant, à mesure qu'il se produit, le magma, résidu de la dissolution des tissus par la potasse. Si elle provoque un petit écoulement de sang, il s'arrête bientôt; si cet écoulement plus abondant ne s'arrêtait pas de lui-même, la plus légère compression faite pendant quelques minutes en ferait assurément justice. Elle offre donc toutes les conditions nécessaires à la destruction du virus dans son foyer de fabrication, ainsi qu'à celle de ce même foyer. Elle peut donc guérir la pustule maligne quand, au moment de son application, il n'y a pas assez de virus en dehors de son foyer de fabrication pour amener une intoxication mortelle.

La seconde est loin de présenter tous ces avantages. Pour la réussir, il faut avoir l'expérience, c'est-à-dire avoir été témoin du mode d'opérer et connaître en général la dose du sel mercuriel à employer. Elle ne se fait pas promptement, nécessite une opération préalable et un pansement qui fixe pendant environ 24 heures le sublimé sur le point que l'on veut brûler. Son action n'est donc ni sous l'œil ni dans la main du médecin qui ne peut la varier. Elle est donc trop uniforme et on ne peut modifier son étendue selon les besoins du mal. Elle est presque toujours très-douloureuse pendant une partie de la durée de son application. Enfin, elle offre encore le danger d'amener la salivation et l'empoisonnement, et celui de brûler trop fortement et de disposer ainsi à des infirmités. Mais ces inconvénients ne sont pas si graves qu'on pourrait le croire au premier abord; ils sont loin d'enlever au sublimé la confiance qu'on doit avoir en lui, et ils ne doivent être pris en considération qu'en comparaison avec la cautérisation potassique par dilution qui ne les présente pas. Ainsi l'escarre dure, sèche et épaisse qu'elle détermine, s'oppose presque toujours à la salivation et à l'empoisonnement, et elle n'a en général qu'un centimètre de profondeur. Le plus souvent, la cautérisation n'a pas besoin de varier dans sa forme ni dans son étendue, elle doit au contraire se limiter ordinairement au bouton caractéristique et au noyau d'induration, qu'une première application de sublimé peut atteindre complètement dans l'immense majorité des cas. Enfin, qu'il faille apprendre ce mode de traitement, qu'il soit long, douloureux et qu'il nécessite une opération préalable et un pansement, qu'importe, s'il guérit. Quel traitement, en chirurgie surtout, qui ne soit douloureux, long et difficile, et malgré cela, s'il est efficace, comme on est heureux de l'avoir! Avant la découverte de la cautérisation potassique par dilution, on a dû avoir recours à la cautérisation par le sublimé, car à travers des difficultés que l'on peut surmonter, elle offre toutes les conditions voulues pour guérir la pustule maligne. On en a donc pris l'habitude et c'est par habitude qu'on la continue aujourd'hui sans songer à l'autre qui est au moins aussi efficace et qui n'a aucun des inconvénients que nous venons de signaler dans celle-ci.

Le cautère actuel avec sa forme nouvelle, ne le cède en rien aux deux cautérisations précédentes, si on l'applique après l'excision. Avec lui on peut porter assez de calorique et il le conserve assez de temps pour que l'application successive de trois ou quatre fers suffise à la destruction du foyer de fabrication. C'est une opération rapide, qui ne laisse aucune douleur après elle, et que le médecin dirige à son gré et selon la nécessité. Elle a contre elle un apprêt effrayant qui inspire au malade de la crainte, car il voit qu'il va souffrir énormément. Qui donc ne serait pas épouvanté en voyant le fourneau ardent destiné à faire chauffer les cautères, en entendant le bruit saccadé et rapide des soufflets qui l'animent. A mesure que le moment approche tout se fait comme pour augmenter la peur, le malade est saisi par des aides qui le maintiennent, il voit le fer rouge que le médecin apporte vers lui, il en sent la chaleur avant d'avoir été touché. Cet effroi, je l'avoue, ne serait pas sans danger, il affaisse le malade, et il favoriserait l'absorption du virus, s'il devait durer longtemps. Malgré cet inconvénient le cautère actuel est un excellent moyen employé par nombre de praticiens entre les mains desquels il réussit très-souvent, non en raison de l'inflammation qu'il excite dans les tissus autour de lui, comme on le répète à l'occasion de toutes les espèces de cautérisations, mais parce qu'il détruit d'abord complètement le virus et son foyer de fabrication. Ce n'est donc jamais l'inflammation provoquée qui détruit le virus et paralyse son action ; c'est parce que le virus est d'abord détruit, que l'inflammation peut se développer et se développe. On doit donc toujours la regarder comme le signe qui indique que le virus a été anéanti.

Je ne dirai pas avec M. Salmon que « dans les parties
« situées autour des gros vaisseaux, il (le cautère actuel)
« paraît présenter moins de danger que tout autre caus-
« tique. Non-seulement alors on peut graduer à volonté
« la brûlure, mais on risque moins de les blesser. Ceux-
« ci à la manière des muscles se crispent sous la chaleur
« de l'instrument et s'en écartent comme nous l'avons
« constaté expérimentalement. » Expérimentalement !
C'est une expérience bien difficile à instituer pour ne pas
dire plus. Quoiqu'il en soit, je suis de l'avis de M. Bourgeois, d'Etampes. Il n'y a jamais danger d'atteindre les
gros vaisseaux ou les grosses branches nerveuses qui
seraient placées au-dessous d'une pustule maligne, quand
on se sert pour cautériser d'un moyen que l'on peut
diriger. Si la pustule est à son début, la cautérisation doit
être légère et superficielle et elle ne peut pas intéresser
les vaisseaux ou les nerfs sous-jacents. On peut donc se
servir sans crainte de la cautérisation potassique par
dilution aussi bien que du cautère actuel. Cela devient
plus dangereux avec le sublimé, ou alors il faut en
mettre une faible dose, et comme on n'apprécie pas à
chaque moment l'effet qu'il a produit, il peut encore
arriver que cet effet soit trop fort et qu'il ait atteint ce
qu'il y avait à ménager. D'autre part, quand la pustule
est avancée, qu'elle repose sur un noyau d'induration et
qu'elle est entourée d'un gonflement considérable, il n'y
a jamais de danger que la potasse par dilution ou le cautère actuel brûlent assez profondément pour léser les
vaisseaux et les nerfs sous-jacents. Dans ces conditions le
sublimé lui-même ne va pas jusqu'à eux. C'est ainsi que

les vaisseaux sous-jacents à une pustule maligne sont toujours éloignés du caustique ou de l'instrument; s'ils se crispent et s'ils s'en écartent! ce n'est pas ce qui les préserve.

Traitement par modification vitale.

La seconde indication radicale, celle qui a pour but d'imiter les guérisons spontanées auxquelles d'ailleurs elle doit sa raison d'être, n'a pas d'autre fin que la recherche et l'application d'un traitement qui, sans faire de destruction, enlèverait au virus charbonneux la faculté de se multiplier.

Ce traitement peut-il exister? est-il trouvé? Pourquoi n'existerait-il pas? Serait-il contraire à la raison que Dieu ait placé dans un ou plusieurs corps la propriété d'empêcher le virus charbonneux de se multiplier ou encore celle de l'annihiler. Si des faits démontrent que cette propriété existe en effet, que penser de ceux qui la nient et cela *à priori*, en dehors de toute expérience de leur part, et sous prétexte que son application serait un moyen trop simple et trop anodin, imbus qu'ils sont de l'idée ou mieux du préjugé que la guérison de la pustule maligne ne peut être obtenue que par une action très-énergique puisque jusqu'à présent on n'a pu la guérir que par la destruction des tissus qu'elle a envahis. C'est l'aveugle qui parle des couleurs. Tous en effet vous vous êtes prononcés sans avoir observé, vous qui vous êtes élevés contre ce traitement. Pour rester fidèles au précepte de Baglivi, *ars medica tota in observationibus*, que vous dites prendre pour règle et que vous citez à chaque instant, comme pour rappeler à l'ordre ceux que vous supposez qui s'en éloignent et qui cependant s'y conforment plus que vous, il faut, s'il vous plaît, convenir avec moi que ce traitement existe car il est appuyé sur de nombreuses observations à diagnostic certain; c'est là sa démonstration.

Je suis loin de vouloir approuver et faire passer dans la pratique tous les moyens qu'on a employés contre la pustule maligne pour la guérir sans la cautériser et que les praticiens d'aujourd'hui regardent tous comme inertes. Ce serait absurde, puisque je n'ai par moi-même aucune preuve expérimentale de l'efficacité de la plupart d'entre eux. Mais je soutiens que nul n'a le droit de les dire inertes, quand il ne les a jamais essayés, et que tout médecin, jaloux des progrès de son art, doit s'abstenir de les juger, si insignifiants qu'ils paraissent. *Ars medica tota in observationibus* redirai-je encore, ce n'est en effet que par l'application de ces moyens que de pareilles propriétés curatives se révèlent et se constatent. Si donc je n'accorde pas une confiance entière à la plupart d'entre eux, je ne puis cependant nier absolument leur efficacité et je reste dans le doute quand je les vois recommandés par des praticiens habiles. Comment en effet ne pas douter, et comment se prononcer contre le savon mêlé à de la crème, quand Monfils, de Vesoul, l'a employé avec succès et quand Thomassin dit l'avoir vu réussir en y ajoutant du sel commun et de la fiente de pigeon. Ce dernier cite encore des guérisons de petits charbons avec l'ail pilé, l'oignon cru, le poivre, la moutarde, le savon, seuls ou mélangés ensemble ; il raconte en outre un succès obtenu avec un cataplasme d'oignons blancs cuits sous la cendre et pilés avec un peu d'onguent de la mère. D'autre part, c'est Viricel qui applique dès le début une solution de sel ammoniac dans du vinaigre et qui s'en trouve à merveille ; c'est Schwann qui préconise l'écorce de chêne d'Hannemann ; c'est Roques qui guérit avec le jus de citron, et MM. Roméi, Caëfani, Desmartis, Aran, avec l'encens, et M. Pomayrol avec les feuilles fraîches ou l'écorce fraîche de jeunes pousses de noyer, et d'autres avec un cataplasme d'oseille cuite avec de l'axonge. Enfin les émissions sanguines sont vantées et conseillées par Reignier et M. Sachen, de Nancy. Tout cela est bien extraordinaire, je l'avoue, mais qui osera dire sans preuve expérimentale, que tout cela n'est pas ? Qui donc connaît *à priori* les propriétés des corps ? Si donc je crois sage de ne pas nier celles que nous venons d'énumérer d'après l'expérience de plusieurs, je crois sage aussi de ne pas s'en servir sans nécessité, et de s'en tenir au traitement qui est connu et sûr. D'où je conclus qu'il faut rester dans le doute, disposé à se laisser aller à l'évidence des faits s'ils sont confirmatifs, quand le hasard les produit.

Par les feuilles et l'écorce de noyer.

Si ces différents succès étaient réels, il y aurait donc plusieurs moyens de guérir la pustule maligne sans faire de destruction. Or, sans m'occuper de tous ceux de ces moyens que je n'ai jamais essayés, je vais dire ce que j'ai observé avec les feuilles de noyer. J'affirme que leur efficacité est réelle, je l'ai constatée un grand nombre de fois. Cela explique pourquoi j'ai dit que le traitement qui répond à la seconde indication radicale est trouvé.

Ce n'est pas avec préméditation et pour le plaisir de faire des expériences que j'ai mis de côté le traitement ordinaire de la pustule maligne pour prendre celui par les feuilles de noyer, quand je m'en suis servi pour la première fois.

Voici d'abord l'impression sous laquelle je suis resté après avoir lu dans le n° 3, 11 avril 1853, des *Annales cliniques* de Montpellier, que M. Pomayrol, médecin de l'arrondissement de Perpignan, avait guéri, par la simple application des feuilles fraîches ou de l'écorce fraîche de jeunes pousses de noyer, quarante cas au moins de pustules malignes et de charbons. J'avoue que je n'avais aucune confiance dans ce moyen. Il me paraissait trop peu actif, c'est-à-dire insignifiant pour guérir une maladie que je croyais comme tant d'autres ne devoir céder qu'à la brûlure. D'autre part, les quatre observations rapportées dans ce journal sont très-incomplètes, on n'y trouve aucune description; il faut croire au diagnostic sur parole; on n'y trouve aucune indication sur l'emploi du moyen proposé. Comment faut-il appliquer les feuilles? Faut-il les renouveler souvent? Et alors à combien d'intervalle? Suffit-il au contraire d'une seule application? Et alors quelle doit être sa durée? Sur chacun de ces points, aucun détail. Je n'avais donc pas confiance et ne pouvais l'avoir. Aussi j'avais oublié d'un jour à l'autre les feuilles de noyer et n'avais pas même eu un moment l'idée que je pourrais m'en servir.

Le 10 juillet 1857, j'étais dans le village de Saint-Loup, on me prie d'entrer chez un malade. Je suis donc pris à l'improviste : je trouve un œdème malin. Le ma-

lade est dans un état tel, qu'après avoir longuement réfléchi, je me décide à ne pas le cautériser. Cette opération
m'a paru d'abord impossible, je ne savais à quel endroit
la faire, ni quelle étendue je lui donnerais; et ensuite
inutile, le danger était très-grand et la mort presque imminente. A ce moment-là encore, je ne pensais pas aux
feuilles de noyer, puisque pour ne pas laisser ce malade
sans traitement j'avais conseillé des frictions avec l'onguent mercuriel. C'est quand cette ordonnance a été plus
de moitié écrite que les feuilles de noyer me sont venues
en mémoire. Voilà comment j'ai été amené à les employer
pour la première fois. Je n'ai donc pas mis de côté avec
intention le traitement consacré par le temps et l'expérience pour me livrer aux chances d'un moyen sinon inconnu, au moins douteux, et pour faire des essais toujours condamnables. J'ai pris les feuilles de noyer parce
que, même avant d'y penser, j'avais jugé que je n'avais
rien à faire, et qu'il valait mieux recourir à ce moyen
qu'on disait avoir réussi plusieurs fois qu'à un autre entièrement insignifiant. Si à partir de ce moment j'ai continué les feuilles de noyer, c'est que ce malade a guéri,
que ce fait de guérison obtenu dans des conditions si
défavorables a été pour moi d'une très-grande valeur et
qu'il m'a fait croire aux quarante succès de M. Pomayrol.
Puis les feuilles de noyer ne font pas souffrir, et les cautérisations sont si douloureuses!

Leur mode d'emploi.

Pour se servir de ce moyen, il faut procéder ainsi qu'il
suit : après avoir ébarbé le bouton caractéristique et laissé

sécher la plaie qui en résulte, appliquer de trois heures
en trois heures soit des feuilles fraîches de jeunes pousses
de noyer quand on peut en avoir, soit de l'écorce fraîche
de jeunes pousses de noyer quand les feuilles manquent.
Je fais prendre des feuilles très-fraîches, très-vertes, très-
épaisses, sans tache aucune et répandant beaucoup d'o-
deur. Pour qu'elles réunissent toutes ces conditions, il
faut un noyer vivace, planté dans un terrain assez humide,
et il sera mieux qu'il soit choisi à l'abri du soleil si cela se
peut. Il faut aller prendre les feuilles sur l'arbre chaque
fois qu'on en a besoin. Il n'y a aucune préparation à leur
faire subir ; il faut seulement écraser la nervure médiane
en la pressant avec un verre ou une bouteille. On les
applique alors au nombre de six à huit sur le bouton
ébarbé et dans son pourtour, en les croisant les unes sur
les autres et en tournant le côté le plus vert, c'est-à-dire
l'endroit, sur la peau. L'écorce doit venir d'une pousse de
l'année, branche très-saine, qu'on va cueillir chaque fois
qu'on en a besoin. On applique sur le bouton ébarbé trois
au quatre écorces l'une sur l'autre en les croisant et en
faisant porter sur la peau le côté qui a touché au bois.
Pour enlever plus facilement l'écorce, on peut battre la
branche avec le manche d'un couteau. Il faut encore que
les feuilles ou l'écorce soient très-sèches, par un temps
de pluie on les essuyera, car ce mal ne doit jamais être
mouillé, pas même pour laver la plaie. Je tiens en même
temps le malade au lit très-chaudement, et tant qu'il n'y
a pas de symptômes d'intoxication générale, il boit des
infusions très-chaudes et sucrées de fleurs de tilleul de
manière à obtenir de la transpiration. Assez souvent la

plaie de l'excision se couvre sous les feuilles de noyer d'une sorte de couenne épaisse et grisâtre. J'ai soin de l'enlever en essuyant fortemént avec un linge; on continue les feuilles de noyer jusqu'à ce que l'escarre commence à se limiter, puis on panse avec l'eau chlorurée, et ensuite quand elle est détachée avec le cérat au styrax.

Je ne répéterai pas ici ce que j'ai dit, en parlant du diagnostic, de la marche que ce traitement imprime à l'état local et des modifications qui s'y font et qui indiquent que le mal est en voie de diminution.

Par un cataplasme d'oseille cuite avec de l'axonge.

Il me reste à parler d'un moyen qu'on m'avait dit très-bon et que j'ai été forcé d'employer une fois; il m'a réussi, c'est l'oseille cuite avec de l'axonge. Il répond aussi à la seconde indication radicale.

La pustule maligne, forme sèche, avait son siége au bras, elle était arrivée au commencement de la troisième période. Le malade refusait toute cautérisation. Comme il était seul chez lui, il n'était pas possible d'avoir recours aux feuilles de noyer, car il faut aller les cueillir de trois heures en trois heures. Je lui ai fait appliquer un cataplasme d'oseille cuite avec de l'axonge dans un vase de terre ou de fer. Ce cataplasme mis sur et à même le mal, y est resté quinze heures, pendant toute une nuit et la matinée. Le malade en a souffert assez fortement et quand je l'ai retiré, le bouton caractéristique était affaissé et noir dans toute son étendue, l'escarre était formée et la pustule maligne arrêtée.

Le seul traitement de l'œdème c'est l'emploi des feuilles de noyer.

Le traitement de l'œdème malin, et particulièrement celui des paupières, par les feuilles de noyer présente tous les avantages : 1° Cet œdème se guérira au même titre que la pustule maligne puisqu'il n'est que sa variété et qu'il a la même nature qu'elle; 2° on peut employer les feuilles de noyer dès le début, quand le diagnostic n'est pas encore possible, la maladie doit être alors plus facile à guérir; 3° alors aussi le traitement n'est jamais nuisible, comme le serait la cautérisation, si c'est un œdème simple; 4° si l'œdème guérit et qu'à la suite il y ait renversement de l'une des paupières ou des deux, c'est le fait de la maladie elle-même, le traitement n'y est pour rien et les difformités sont moins étendues et moins nombreuses qu'après la cautérisation; 5° si le malade succombe, on ne devra pas accuser l'insuffisance du traitement. Tous les praticiens disent que l'œdème malin est presque toujours mortel et que dans tous les cas il est toujours beaucoup plus grave que la pustule maligne :

« Si le diagnostic de l'œdème malin est si difficile à
« son début, on doit penser aussi qu'il n'est pas aisé d'y
« porter remède dans les premières phases de son exis-
« tence; j'ajouterai même qu'on n'est guère plus avancé,
« alors qu'il est apparu avec tous ses caractères charbon-
« neux. » Bourgeois, d'Etampes, article *Traitement local de l'œdème charbonneux.*

« Le prognostic de l'œdème malin est bien autrement
« grave que celui de la pustule maligne, nous le croyons
« presque toujours mortel. » Raimbert, article *Prognostic.*

« On a employé bien des modes de traitement contre
« l'œdème malin, pour notre part nous n'avons pas reculé
« devant les moyens les plus énergiques. »

« .   .   .   .

« . et, bien que nous fussions à une époque rapprochée
« du début de la maladie, nous avons eu le regret de
« ne pas pouvoir arrêter sa marche envahissante ; jamais
« non plus nous ne sommes parvenus. je ne dirai pas à
« prévenir, mais à modérer les phénomènes généraux.

« .   .   .   .

« .   .   .   . L'expectation paraît être le meilleur mode
« de traitement de l'œdème malin. » Ch. Mauvezin, de
Bray-sur-Seine, *Extrait des Archives générales de Médecine,*
numéros d'avril 1865 et suivants.

La feuille de noyer est donc le seul traitement convenable dans l'œdème malin des paupières.

Je dois dire que je ne rejette pas la cautérisation d'une
manière absolue. Quand le malade ou sa famille la désire,
j'y ai recours sans hésitation, ou encore quand la pustule
est trop avancée, que déjà commence la quatrième période, je ne songe pas à me servir des feuilles de noyer :
je cautérise immédiatement. Je crains alors que le mal
ne prenne trop d'extension pendant le temps que les
feuilles mettraient à agir, et qu'ainsi il ne devienne incurable. J'ai peut-être tort, qui sait ? Mais je n'en ai pas
l'expérience.

Traitement de la complication saburrale.

Le plus souvent, la pustule maligne se complique dès
son début ou un peu à près d'un état saburral des pre-

mières voies ou d'une dégénérescence bilieuse ou muqueuse, alors aussi je donne et vomitifs et purgatifs, ipéca, médecine noire, quel que soit le mode de traitement qui ait été mis en usage contre l'état local. Je les administre hardiment, *largâ manu,* dès les premiers signes qui annoncent la complication. A mon avis, le salut du malade en dépend. Les évacuants produisent bien alors un effet général, et cependant je ne les regarde pas comme faisant, dans ce cas, partie du traitement général, car ils ne s'adressent qu'à un accident qui favorise, il est vrai, les progrès du mal, mais qui pourtant ne dépend pas de son essence.

Toutefois, si on donne un vomitif pendant la quatrième période, il doit alors aider la nature qui provoque elle-même des vomissements dont la fin est l'élimination du virus. Il fait donc qu'il en sort une plus grande quantité en un temps très-court, et si le foyer de fabrication est éteint, il peut en enlever une dose dont l'appoint aurait suffi pour amener la mort; et c'est ainsi qu'il peut aider à la guérison. Dans ce cas, il doit être rangé dans le traitement général qui s'adresse à la nature même de la pustule maligne.

Vomitifs et eau froide, seuls moyens à mettre en usage contre l'intoxication charbonneuse.

Avec les vomitifs donnés dans ce but, je ne connais plus qu'un moyen de combattre par une médication interne et générale les symptômes d'intoxication : c'est l'eau froide. Le malade la désire ardemment. En général, la nature développe chez les malades les appétits qui conviennent à leur état morbide. Le médecin doit toujours tenir grand compte de ces sortes de besoins, s'il leur donne satisfaction, souvent il voit la maladie diminuer et guérir. Ici ce précepte est encore vrai. L'eau absorbée doit se mêler avec le virus, et peut-être diminue-t-elle sa force, ou du moins favorise-t-elle son élimination par les sécrétions naturelles dont elle entretient l'action.

J'ai cru pendant longtemps que dans cette période d'affaissement et de refroidissement général, il fallait donner des stimulants et des toniques : boissons chaudes et irritantes, camomille, thé, menthe, cannelle, pures ou additionnées d'eau-de-vie, de rhum, d'acétate d'ammoniaque, etc., du quinquina en décoction, extrait ou vin. Mais une longue expérience m'a appris que ces moyens sont inutiles, je dirais volontiers nuisibles. Ils ne peuvent annihiler le virus qui domine toujours l'organisme ; il m'a semblé même que l'intoxication en devenait plus rapide. Je m'en abstiens donc, et depuis je n'ai pas eu à le regretter, car quand cette période a eu une terminaison fatale, elle a toujours été alors moins précipitée.

Toniques réservés pour la convalescence.

Je réserve le quinquina ou mieux ses préparations pour le moment où, quand l'empoisonnement vient de finir, le malade a besoin pendant le commencement de sa convalescence, de relever ses forces trop débilitées et pour ainsi dire épuisées par l'assaut qu'elles viennent de supporter.

La saignée est-elle utile dans la quatrième période.

Je n'ai jamais essayé la saignée dans cette période, mais

d'après mes vues théoriques, je la conçois utile. J'ai pour appui en cela Sydenham. Cet illustre médecin certain par expérience, que dans la peste la nature succombe toujours sous ses propres efforts, sans pouvoir éliminer la cause morbifique, raconte qu'il s'était décidé à la suppléer et à agir en son lieu et place. Il saignait les pestiférés abondamment et coup sur coup, condition *sine quâ non ;* et il guérissait ceux qui s'étaient conformés à tout son traitement. Nous sommes ici dans les mêmes conditions, virus qui circule dans le sang et infecte l'économie entière sans que la nature puisse s'en emparer et l'éliminer, dès qu'il y en a une certaine dose. La saignée n'aurait-elle pas pour effet d'évacuer avec le sang une partie de ce virus ? Ce qui resterait ne suffirait peut-être plus pour causer un empoisonnement mortel. On n'a pas à craindre que la saignée affaiblisse le malade et empêche une réaction favorable. Le virus s'oppose à toute réaction, et elle ne se fait jamais que quand il est éliminé.

Fournier et Thomassin ont employé les saignées dans quelques cas. Reignier et M. Schaken y ont recours d'une manière générale. Ne nous hâtons donc pas de condamner la pratique de ces médecins. Nous pourrions nous priver d'un traitement qui est peut-être puissant dans la dernière période.

Régime et diète.

Dès que le malade me consulte, je conseille le lit, quelle que soit la période où en est sa pustule maligne. Dans la deuxième et dans le commencement de la troisième période on peut donner quelques aliments, bouillons gras, potages de même nature. La diète absolue est nécessaire à la fin de la troisième période et surtout pendant la quatrième. Après cette dernière, quand la guérison se fait, il faut revenir peu à peu et cependant assez rapidement à une alimentation substantielle.

Traitement prophylactique.

Quoique la pustule maligne guérisse le plus souvent avec ces différents moyens, elle est cependant encore cause d'une trop grande mortalité, et quand elle guérit, elle laisse des difformités et des infirmités trop graves et trop nombreuses pour qu'on ne cherche pas à la prévenir. Or on sait qu'elle provient des maladies charbonneuses des animaux, pour en diminuer les chances de propagation, je ne dis pas pour en empêcher la propagation, il faut donc :

1° Enterrer immédiatement et profondément le corps des animaux morts du charbon sans en excepter la peau ;

2° Prendre de très-grandes précautions de propreté, quand on est appelé par position ou par état, soit à donner des soins à ces animaux malades, soit à toucher leurs cadavres ou leurs dépouilles. Avant de les panser, de les fouiller on devra enduire d'axonge les mains, les poignets et même les avant-bras. Après ces opérations on se lavera à l'eau de savon ; de même quand on aura touché les cadavres ou manié leurs débris pour les travailler d'une façon quelconque. Avant ce lavage, on évitera de se gratter. Si on avait une plaie, une excoriation, il faudrait après l'avoir nettoyée à grande eau, la cautériser avec le nitrate d'argent, ou la laver avec de l'eau fortement ammoniacalisée, de l'eau de javel, de la lessive, de l'eau de chaux, ou encore de l'eau mêlée avec du chlorure de soude. Je ferai entrer dans les soins de propreté la nécessité de lessiver les vêtements des ouvriers qui ont touché à des animaux morts du charbon ou à leurs dépouilles, avant de les raccommoder. Autrement il faudrait se laver avec soin après y avoir touché, et encore ce serait beaucoup moins prudent.

3° S'abstenir autant que possible d'aller dans un pays où l'affection charbonneuse règne sur les animaux et ne pas séjourner, encore moins coucher dans les écuries, étables, bergeries, qui logent ou viennent de loger ces animaux malades, sans les avoir nettoyées avec soin avec du chlorure de chaux, du chlorure de soude ou encore par le blanchissage à la chaux. On n'oubliera pas de répandre de l'eau de chaux sur les fumiers qui viennent de ces animaux atteints de charbon et qui souvent sont imprégnés de leur sang, ou mieux encore de les brûler, si c'est possible.

L'affection charbonneuse des animaux, source de toute pustule maligne, peut-elle être détruite?

Mais le moyen qui semble plus radical pour diminuer la pustule maligne chez l'homme, ou même pour l'empêcher de se produire, serait de diminuer ou de faire disparaître l'affection charbonneuse des animaux. Dans ce but, il convient d'étudier les causes de cette affection. Si on les connaissait toutes et si on pouvait les anéantir, la pustule maligne n'existerait plus. Mais nous sommes loin de les connaître toutes, et même sous ce rapport nous en sommes réduits à des suppositions que des observations sérieuses rendent très-probables seulement. D'autre part, il n'est pas possible de supprimer la plupart de ces causes probables ; à peine si nous pouvons amoindrir l'action de quelques-unes d'entre elles. Si nous énonçons ces causes en indiquant en même temps tout ce que nous pouvons pour les affaiblir, nous aurons dit tout ce que nous pouvons faire pour diminuer l'affection charbonneuse et par suite la pustule maligne.

Rappelons-nous cependant que la fréquence de la pustule maligne n'est point en raison directe du nombre des animaux morts du charbon. Sa propagation n'est qu'accidentelle, soumise à l'inoculation directe et sur la peau, c'est-à-dire au transport fortuit du virus matériel et liquide sur la peau, et non à la contagion médiate, qui n'est que le transport forcé de ce même virus répandu sous forme de gaz dans l'air qu'on respire. C'est ainsi qu'un seul animal charbonneux pourra être cause d'autant de pustules malignes qu'un troupeau entier qui serait malade. Il pourra même en causer un plus grand nombre ; tout dépend du hasard.

Conditions qui favorisent l'apparition de l'affection charbonneuse chez les animaux.

Quoi qu'il en soit, étudions les conditions qui semblent favoriser le développement de l'affection charbonneuse chez les animaux.

Nourriture trop forte, trop abondante, trop substantielle, pour donner promptement de l'état, comme transition du régime alimentaire.

Quelle que soit l'espèce, chevaline, bovine ou ovine,

quand un animal est maigre, si on le pousse fortement à la nourriture pour l'engraisser et lui donner de l'état en peu de temps, on l'expose à contracter cette affection, et assez souvent alors il en est atteint. Il en est de même encore si on le change de régime et qu'on le fasse passer subitement d'une alimentation fraîche, humide et délayante à une autre sèche, échauffante et substantielle.

Ces faits démontrent qu'une nourriture trop forte et trop abondante engendre le charbon.

Le cultivateur doit donc avoir le soin d'éviter les changements brusques de nourriture dans toutes les circonstances qu'il appréciera, et surtout quand il a des animaux nouvellement achetés. Il faut alors qu'il les garde maigres plus longtemps, et qu'il n'oublie pas non plus que les marchands, pour éviter de grands frais, donnent peu de nourriture et la donnent très-délayante.

Les moutons y sont plus sujets parce que leur nourriture est plus abondante, plus substantielle et plus échauffante.

C'est en général sous cette double influence seulement que les vaches et les chevaux surtout prennent le charbon. Si les moutons en sont, en outre, très-souvent atteints sans avoir été soumis à ces brusques changements, c'est quand ils ont pendant assez longtemps une nourriture trop substantielle, trop excitante et en trop grande quantité, sans donner de travail et sans fournir une seule sécrétion abondante en liqueur alibile. Ces conditions mettent les sucs nutritifs en disproportion et favorisent par leur excès l'apparition du charbon, de la même manière que quand on engraisse trop rapidement ou qu'on modifie le régime sans transition. Si le cheval subit très-rarement cette influence, c'est qu'on l'utilise à des travaux qui ne lui laissent pas le temps de manger presque sans cesse et qui, en le fatiguant, amènent des déperditions telles que l'équilibre se maintient entre elles et les sucs réparateurs, de manière qu'il n'y en a point en excès. Le lait que fournit la vache est une déperdition quotidienne qui entretient chez elle ce même équilibre. Il y a pourtant chez elle surabondance plus souvent que chez le cheval, parce qu'on la pousse à manger outre mesure pour avoir du lait en plus grande quantité, sans que pour cela elle prenne du travail ou plus d'exercice. Aussi cette influence agit plus sur elle que sur le cheval et lui donne plus souvent le charbon.

Il est donc important que le cultivateur surveille la nourriture de ses animaux. Il aura donc soin de les soumettre à un régime réglé, quant à la quantité qui doit être suffisante sans excès, et il choisira une alimentation qui ne soit ni trop substantielle ni trop excitante. Mais cette dernière condition est difficile à réaliser. Il est obligé, en effet, de se servir de la nourriture que lui donne sa culture, avec les qualités que lui impriment et la nature du sol qui l'a produite et la tempérie des saisons au milieu desquelles elle a poussé et mûri.

Influence sur la production de l'affection charbonneuse. — Des années et des saisons chaudes et sèches. — Des prairies artificielles. — D'un sol calcaire chaud, sec et absorbant. — Du glanage.

Quoi qu'il en soit, pour échapper autant que possible à l'affection charbonneuse, il doit savoir qu'on a observé qu'elle est plus fréquente : 1° Pendant les années chaudes et sèches ; cette tempérie rend les plantes plus stimulantes et plus digestives ; 2° depuis que l'on nourrit avec des vesces et dans des prairies artificielles ou avec leur fourrage composé de trèfle, luzerne, sainfoin, plantes légumi_ neuses qui sont très-nourrissantes et donnent beaucoup de sang. On ignore si le plâtrage de ces prairies a une influence pour favoriser le développement du charbon ; 3° quand les animaux vont paître sur un sol calcaire, sec, chaud et absorbant, sur lequel poussent le thym et le serpolet et où les plantes acquièrent des propriétés excitantes et aromatiques qui favorisent la digestion et développent l'appétit ; 4° à l'époque du glanage, quand les moutons vont après la glane des pauvres gens ramasser et manger tout le blé et tous les épis qu'ils ont laissés et qui sont en assez grande quantité pour les engraisser en quelques jours. Il s'agit, en effet, de soustraire, quand cela se peut, le bestial à toutes ces influences dans la mesure qui convient et sans aller plus loin qu'il faut pour sauvegarder tous les intérêts et ne pas tomber dans des excès qui pourraient amener d'autres maladies.

Il faut donc savoir aussi que les vallées humides et fraîches et les prairies naturelles qui les couvrent sont aussi bien que les pays naturellement froids et humides, contraires à l'affection charbonneuse, qu'on n'y rencontre que par hasard et importée. Mais ces contrées engendrent la cachexie aqueuse, comme leur effet naturel et direct. Aussi est-il consacré par l'expérience que pour diminuer et même faire cesser une épizootie charbonneuse, il suffit, si on s'y prend à temps, de faire descendre le troupeau dans ces vallées, où il se nourrira sur ces prairies. On pourra donc encore si on en a à sa disposition, y faire paître le bestial de temps en temps pour contrebalancer l'action des fourrages artificiels ou celle des pâturages sur des terrains incultes, calcaires et à plantes aromatiques, de manière à s'opposer à l'une et à l'autre des maladies que chaque espèce de nourriture engendre et développe.

Dans le même but, et pour en donner en proportion convenable, on devra semer des graminées, maïs, sorgho, ray-gras, pour les faire manger en vert, et on cultivera certaines racines, carottes, navets ; je ne parle pas des betteraves qui donnent beaucoup de sang. On fera des champs de chicorée, de choux. Tous ces aliments sont humides et délayants et donnés avec mesure, conjointement ou plutôt alternativement avec ceux qui sont secs et substantiels, ils conviennent pour mitiger et amoindrir les effets de toutes les influences que nous avons indiquées plus haut et qui toutes aboutissent à donner trop de sang.

Du surmenage.

Le surmenage donne-t-il le charbon, comme l'ont écrit plusieurs auteurs. Je ne le crois pas. L'extrême fatigue amène de grandes déperditions, diminue l'abondance des sucs nutritifs et épuise l'animal dans ses fonctions d'innervation et de locomotion. Elle cause donc la fourbure. En attendant de nouvelles observations, je pense que si des animaux surmenés ont communiqué le charbon, c'est qu'ils en étaient atteints avant la fourbure.

De la stabulation.

La stabulation ou le séjour des troupeaux pendant

l'hiver entier dans les bergeries doit altérer leur santé. On les met en effet en dehors de toutes les conditions hygiéniques. Non-seulement l'air qu'ils respirent ne se renouvelle que très-imparfaitement, mais il est très-chaud et chargé d'ammoniaque qui se dégage du fumier qu'on laisse s'accumuler sous eux. Car on ne le retire guère que deux fois pendant le temps de la stabulation. Ce sont là de funestes influences qu'il est important de faire cesser, mais elles étaient plus générales et plus complètes autrefois que maintenant et cependant l'affection charbonneuse était beaucoup moins commune qu'aujourd'hui.

Du parcage.

Pendant le parcage les moutons passent la nuit dehors, sans abri, réunis sur un espace de terre nu, sans herbe, assez limité et dont ils ne peuvent s'écarter, puisqu'ils y sont renfermés par des claies qui les entourent. Au parque ils respirent donc un air frais qu'ils n'auraient pas dans les bergeries. Dès le matin quand la chaleur arrive, on les lâche pour les faire paître jusqu'à dix heures environ, on les ramène alors à la bergerie jusqu'à trois heures de l'après-midi, heure à laquelle on les conduit de nouveau paître jusqu'au soir, moment où on les rentre au parque. Cela se passe ainsi depuis le 24 juin environ jusqu'à la fin d'août. A cette époque on ne les lâche plus qu'une seule fois par jour, pour les mener paître jusqu'au soir et les remettre ensuite au parque.

C'est donc pendant le jour qu'ils ont beaucoup à souffrir. Dans leur marche ils font un nuage épais de poussière qu'ils aspirent constamment en très-grande quantité, d'autant qu'ils tiennent la tête basse et le nez presqu'à terre. Ils supportent en outre les rayons d'un soleil brûlant. Pour ces deux raisons leur respiration est pénible et incomplète. Aussi on les voit couverts de sueurs, haletants, et battre du flanc. Dans ces conditions ils sont tourmentés par une soif ardente et c'est à peine s'ils peuvent la satisfaire en partie. L'eau à cette époque de l'année est très-rare, les mares qui ne sont pas taries sont bourbeuses et quand elles sont vides on va chercher de l'eau au loin. Ils ne boivent donc que de l'eau chaude et toujours en quantité insuffisante. Voilà ce qui pendant le parcage peut altérer la santé des moutons. Quant au parcage lui-même, il répare en grande partie le mal fait par ces mauvaises influences et en fournissant un air frais à la respiration, il fait cesser l'asphyxie lente et continue qu'elles ont causée pendant le jour. Mais enfin toutes ces conditions anti-hygiéniques déterminent-elles une prédisposition à l'affection charbonneuse? La plupart vont à l'épuisement et ne doivent pas favoriser cette affection, qui est toujours comme nous l'avons fait remarquer, précédée sinon engendrée par la surabondance des sucs nutritifs. Une seule cependant, la chaleur sèche, peut y prédisposer. Car en dehors des qualités qu'elle imprime aux aliments et en vertu desquelles ils sont les principaux agents de cette prédisposition, cette intempérie de la saison peut encore y conduire, parce qu'elle épaissit le sang en provoquant des sueurs très-abondantes. Toutefois on ne peut rien dire de positif sur cette influence; mais ce qu'il y a de certain, c'est que pendant le temps du parcage la nourriture que prennent les moutons doit plus particulièrement les exposer au charbon. Car ils vont paître alors des vesces, quelquefois la première coupe de luzerne, assez souvent la seconde et presque toujours du trèfle, aliments essentiellement *sanguins* comme l'observation le prouve.

Pour s'opposer à l'apparition de l'affection charbonneuse pendant le temps du parcage, il faudrait donc soustraire les moutons à l'intempérie chaude et sèche de la saison et surveiller leur genre de nourriture.

De la contagion.

Enfin, pour limiter encore cette affection, il est nécessaire de tenir les bestiaux éloignés de ceux sur lesquels sévit une épizootie charbonneuse et d'éviter les mêmes parcours et les mêmes pâturages.

Mais ces causes ne sont pas les seules capables d'engendrer le charbon sur les animaux; il se montre encore quand elles n'existent pas, d'autres fois il n'apparaît pas quand elles sont là et qu'elles agissent même avec un certain degré d'intensité. Il y en a d'autres qui sont inconnues. Aussi, malgré les précautions que l'on prendra selon les conseils que nous venons de donner, cette maladie sévira longtemps encore sur les animaux, et la prophylaxie de la pustule maligne sera non moins longtemps très-imparfaite.

PARTIE DOCTRINALE.

J'aborde maintenant la partie doctrinale. Je vais dire comme je conçois le comment de l'évolution de la pustule

maligne. Ce ne sera plus de l'observation pure et simple, c'est l'interprétation des phénomènes, c'est la recherche du mode selon lequel ils se produisent; de cette notion dérive le mode selon lequel on peut les détruire. Le champ est ouvert aux hypothèses, l'imagination peut courir à l'aventure; si cependant elle se renferme dans les limites naturelles qu'une observation sévère a tracées, elle ne pourra faire de grands écarts, et les suppositions qu'elle émettra et la théorie qu'elle proposera ne peuvent pas être très-éloignées de la vérité.

Modalité charbonneuse. — Foyer de fabrication.

Les actions de la peau contaminée par le virus charbonneux sont autres que celles qu'elle accomplit naturellement. Il y a des démangeaisons suivies d'un engourdissement de plus en plus fort, et la peau elle-même se mortifie après avoir secrété un liquide anormal. Les forces qui président à ces actions, la sensibilité et la plasticité sont donc modifiées; elles ont acquis une *modalité* particulière et morbide, c'est-à-dire qu'elles ont subi une modification dans leur mode d'agir ou d'opérer qui constitue l'affection charbonneuse, qu'elles ne peuvent dominer ni transformer et qui au contraire les détruit. Mais à mesure qu'elles sont détruites, cette modalité gagne de proche en proche par voie de continuité et elle produit d'autant plus de virus qu'elle est plus étendue. Elle ne dépasse guère en dimensions trois centimètres de diamètre. A ce point de développement elle a ordinairement élaboré assez de virus pour que le malade succombe à un empoisonnement général par absorption. C'est donc avec raison que j'ai appelé *Foyer de fabrication*, toute la portion de peau affectée et qui a subi la modalité charbonneuse.

Foyer de concentration.

Le virus produit est bientôt absorbé, il passe déjà dans le tissu cellulaire sous-jacent au foyer de fabrication et il y développe du gonflement et une dureté marquée ; c'est là qu'il s'accumule en plus grande quantité et qu'avant d'aller plus loin il forme le noyau d'induration que sous un autre point de vue on peut appeler *Foyer de concentration*. Il s'échappe ensuite de ce foyer, absorbé qu'il est par le tissu cellulaire du voisinage qui se tuméfie considérablement, et par les vaisseaux lymphatiques et veineux qui le portent dans le torrent circulatoire. C'est ainsi qu'il va, mêlé avec le sang, à tous les organes et qu'il les tue en détruisant et leur sensibilité et leur plasticité.

La modalité charbonneuse va seulement à préparer le virus sans pouvoir le transformer ni le dominer.

Ainsi, et cela est bien entendu, la modalité qui constitue l'affection charbonneuse n'a que la faculté de produire le virus, elle n'a pas celle de le transformer ni de lui enlever ainsi ses qualités délétères. Le virus s'oppose à toute réaction qui serait capable de l'anéantir ; il déprime et détruit la vie et avec elle il déprime et détruit toute modalité qu'elle avait prise et toutes celles qu'elle pourrait prendre et qu'on cherche à lui imprimer. D'où il suit que pour empêcher la multiplication du virus et par suite l'intoxication et la mort, il faut toujours que le foyer de fabrication soit détruit ou annihilé. Toutes les pustules malignes guérissent donc d'après le même mécanisme et sans l'intervention des forces vitales. C'est là ce que je vais expliquer.

Toute guérison se fait par le même mécanisme, la destruction ou l'annihilation du foyer de fabrication sans intervention des forces vitales.

La pustule maligne fait mourir par suite du passage du virus dans le torrent circulatoire qui le porte à tous les organes et détermine ainsi un empoisonnement général. Mais l'intoxication n'est mortelle qu'à la condition que le virus sera en dose suffisante. Au-dessous de cette quantité, il détermine des symptômes dépressifs d'autant plus violents qu'il s'approche davantage de la dose mortelle. Quelquefois le malade guérira donc après avoir été jusque sur le point de mourir, ce sera quand il y a dans son sang assez de virus pour le mettre *in extremis* sans causer la mort et que, d'autre part, il ne s'y en introduira pas une nouvelle quantité, si petite qu'elle soit. D'ailleurs pour mieux me faire comprendre, je vais faire l'application de cette explication aux différents cas qui se rencontrent.

Le malade est cautérisé dans une période où déjà il présente des symptômes d'intoxication prononcée.

La cautérisation détruit et le foyer de fabrication et celui de concentration ; il n'y a plus possibilité qu'un atôme de virus vienne augmenter la quantité qui est déjà absorbée ; si cette quantité ne suffit pas pour amener la mort, les symptômes graves qu'elle a déterminés disparaîtront peu à peu à mesure que le virus sortira de l'économie par les émonctoires naturels, et la guérison se fera lentement et sans réaction , mais grâce à la cautérisation qui, en arrêtant la formation du virus, aura empêché que la dose devienne mortelle.

De même quand la cautérisation a lieu avant qu'il y ait des symptômes d'intoxication, et quand ces symptômes apparaissent et se développent après elle, le virus qui était formé, et qui est resté dans le foyer de concentration après la cautérisation, et celui qui l'avait franchi sans être encore passé dans le sang au moment de la cautérisation, est ensuite absorbé, et à mesure qu'il pénètre dans le sang, il détermine des symptômes d'empoisonnement. Mais comme il n'est pas en assez grande quantité pour faire mourir, que sa dose ne sera pas augmentée, puisque la cautérisation a détruit tout le foyer de fabrication, le malade guérit après avoir présenté des symptômes plus ou moins graves, et il guérit sans phénomènes de réaction et grâce encore à la cautérisation.

Enfin, s'il n'existe pas de symptômes généraux avant la cautérisation et s'il n'en survient pas après elle, c'est qu'elle a détruit et le foyer de fabrication et celui de concentration que le virus n'avait pas encore franchi quand elle a été faite. Alors encore c'est la cautérsiation qui guérit et de la même manière que dans les deux exemples précédents.

Il y a plus, je tiens à le démontrer, dans cette élimination du virus charbonneux par les émonctoires naturels, la vie ne va pas, comme dans beaucoup d'autres maladies, jusqu'à mettre en jeu la force médicatrice. Cela est évident pour qui connaît son mode opératoire, quand elle se livre à des efforts conservateurs pour chasser une cause morbifique. En effet, dans ces maladies cette cause n'est pas chassée telle quelle, elle subit des transformations qui en changent pour ainsi dire l'essence ou la constitution, et cela sous l'influence d'une élaboration ou d'un travail qui ne se fait qu'à travers des symptômes de surexcitation très-appréciables dans le point où ils se produisent et qui retentissent même presque toujours sur l'organisme entier. Mais dans la pustule maligne, comment se produirait cette surexcitation de la vie? Le virus charbonneux la déprime et tend à l'anéantir; s'il ne la détruit pas, c'est, comme je le disais plus haut, qu'il n'est pas en suffisante quantité et qu'on a éteint son foyer de fabrication. Alors il sort peu à peu de l'organisme au milieu des sécrétions naturelles sans avoir subi des transformations que la vie déprimée et presque anéantie n'a pu lui imprimer. Alors aussi on voit que les symptômes d'intoxication diminuent et disparaissent lentement et progressivement à mesure qu'il s'évacue.

Au premier contact du virus, réaction locale et momentanée seulement de la vie qui se déprime ensuite et disparaît.

Il est vrai que la première impression du virus sur la vie, quand il commence à infecter tout l'organisme détermine un peu de réaction. A cette première impression, la vie qui jouit encore de toute son énergie répond par un effort de résistance qui se traduit par des phénomènes généraux de réaction et de surexcitation, mais ils ne sont jamais intenses et ils ne tardent pas à cesser et à faire place à des symptômes qui dénotent l'affaiblissement et l'affaissement, et qui démontrent que sous l'impression constante et de plus en plus forte du virus dont la quantité augmente à chaque instant, la vie est obligée de céder, parce que cette impression l'anéantit peu à peu. On observe dans cet état général les mêmes phases que dans l'état local sur le point où le virus a été déposé. Là, en effet, la vie commence aussi à lutter, elle développe sous l'impression locale du virus venu du dehors une réaction incomplète; mais là aussi, dans ce point limité, la vie, après avoir développé quelques phénomènes de surexcitation et de réaction qui ont amené la papule initiale avec sa vésicule et les démangeaisons, ne tarde pas à cesser la lutte parce qu'elle est de plus en plus affaiblie. Elle suffit au travail qui aboutit à produire le virus, mais au lieu d'aller jusqu'à le transformer en une humeur incapable de nuire, en pus par exemple, et de lui imprimer en le dominant ainsi une autre constitution, elle perd toute activité, cesse toute opération, parce qu'elle est annihilée par le virus qu'elle a produit, et abandonnant les tissus où elle avait été momentanément surexcitée, elle y est anéantie entièrement et laisse la gangrène à sa place.

La vie se prépare son propre poison.

C'est ainsi que la vie opère dans la pustule maligne quand elle est provoquée par l'impression du virus charbonneux; elle va alors jusqu'à élaborer ce même virus qui doit l'anéantir, à moins qu'elle ne trouve un secours efficace dans certaines conditions ou encore dans certaines circonstances étrangères à la réaction de sa propre activité; elle se prépare elle-même son propre poison, contre

lequel elle a d'abord un semblant de réaction momentanée et que bientôt elle ne peut plus dominer, parce que
ce poison en l'affaiblissant lui enlève tout moyen de se
défendre et d'agir contre lui et qu'il finit par la détruire.
Si elle reprend son activité après avoir été gravement
atteinte, cela tient à ce que le virus qui l'attaque ne rece-
vant plus rien du foyer de fabrication éteint, n'est pas en
assez grande quantité pour l'anéantir. Alors, à mesure
que ce virus s'écoule au dehors et qu'il quitte la place
sous l'influence et par le concours de toutes les fonctions
sécrétoires qui, comme tout le reste des actes vitaux, ne
se faisant qu'avec une extrême lenteur et par conséquent
très-difficilement, ne peuvent que l'évacuer sans lui faire
subir une élaboration préalable qui changerait son essence, alors, dis-je, on voit avec la vie qui renaît peu à
peu les symptômes d'intoxication disparaître graduelle-
ment. Les vomissements cessent, la soif s'éteint, le pouls
se relève, la respiration se fait plus fréquente, égale et
régulière, le froid diminue, la chaleur reparaît, tout
le corps reprend sa coloration naturelle, l'agitation et
l'anxiété, compagnes de la grande faiblesse et de la gêne
de toutes les fonctions, font place au calme et au bien-
être que développe l'activité des forces qui reviennent.
Mais tous ces retours restent dans les limites de l'état
normal et ne vont pas jusqu'à indiquer que la vie est
surexcitée et qu'elle a une lutte à soutenir.

Quand cette lutte se produit après les retours dont nous
venons de parler, ce n'est assurément pas contre le virus
charbonneux qui n'est plus présent. A son contact, la vie
n'aurait pas même recouvré son énergie, loin de pouvoir

l'exagérer et l'utiliser en efforts conservateurs ; c'est qu'a-
lors il y a un autre vice morbide, résultat des désordres qui
se sont produits pendant l'évolution de la pustule maligne
et pendant que son virus s'éliminait ; et c'est contre ce vice
qui la provoque que la vie s'élève au degré de la force
médicatrice et qu'elle développe une réaction en rapport
avec la nature de la cause qui la menace, ce sera, par
exemple, une inflammation phlegmoneuse avec suppuration pour chasser les débris des tissus qui se sont mor-
tifiés pendant le cours de la pustule maligne.

Telle est à mon sens l'explication naturelle du mécanisme de la guérison spontanée ou provoquée par un
traitement quelconque, de la pustule maligne. Dans la
guérison spontanée la seule différence est que la modalité
charbonneuse s'éteint d'elle-même. Mais dans l'état actuel
de la science et avec la pratique généralement suivie de
cautériser, on ne rencontre guère ce dernier genre de
guérison. Je crois cependant qu'il existe ; il y en a des
observations bien constatées. D'ailleurs le mode de réagir
de la vie contre l'impression du virus charbonneux, ou
mieux la théorie du mode d'évolution de la pustule maligne, le démontrerait au besoin à ceux que les conceptions de l'intelligence n'effrayent pas. Pour arriver à
cette démonstration nous partons des trois propositions
suivantes qui sont vraies :

1° La mort dans la pustule maligne dépend du virus
absorbé ;

2° La dose du virus absorbé dépend de la quantité qui
est produite. En effet tout ce qui est produit est absorbé,

comment le concevoir autrement dans une maladie qui ne peut pas développer une barrière inflammatoire;

3° La quantité de virus qui se produit dépend de l'acti-vité vitale, c'est-à-dire de la manière dont la vie impres-sionnée par le virus inoculé réagit à son contact.

Théorie de la guérison spontanée dans les divers modes suivant lesquels la vie impressionnée par le virus réagit à son contact.

C'est donc là, dans ce mode de réagir, que gît toute la question à résoudre pour savoir si la pustule maligne peut guérir spontanément. Cela n'est donc pas une affaire d'observation expérimentale seulement. On ne pourra donc jamais dire dans quelle proportion se font ces gué-risons. Il y en a tantôt plus, tantôt moins et cela d'une façon très-irrégulière selon les dispositions de chaque individu et selon les dispositions générales que des condi-tions inconnues peuvent déterminer à la fois et dans un même temps sur une masse d'individus.

Qui peut en effet apprécier au juste ces différents états de la vie ou des forces vitales qui lui permettent de s'é-mouvoir beaucoup, peu, un peu plus, ou point sous l'impression d'un virus qui est en contact avec elle. Ne fait-on pas des suppositions dont l'esprit conçoit la réali-sation certaine, quoiqu'il ne puisse la déterminer dans un cas donné, quand on dit : Le virus charbonneux reste sans effet, parce que la vie insensible à son impression ne réagit pas contre lui; d'autres fois un peu plus sensible à cette impression elle va jusqu'à produire le bouton carac-téristique seulement, ou plus, et alors elle développe le bouton et le gonflement œdèmateux, ou plus encore, et il

s'y joint des symptômes d'une intoxication plus ou moins
avancée. Mais tout cela disparaît parce que la vie est
devenue de plus en plus insensible à cette impression,
jusqu'à ce point qu'elle ne s'en émeut plus et qu'alors
elle cesse de faire du virus dont la dose, celle même passée
dans le torrent circulatoire, ne suffit pas pour amener la
mort. Enfin la vie continue à ressentir l'impression morbide jusqu'à la fin et le virus toujours engendré dans son
foyer de fabrication est répandu par suite de l'absorption
dans tous les organes en dose plus que suffisante pour que
l'empoisonnement soit mortel.

Impossibilité de nier *à priori* **l'efficacité de plusieurs corps
pour ôter à la vie le dégré de sensibilité qui lui permet
de revêtir la modalité charbonneuse.**

Au milieu de toutes ces suppositions qui se réalisent à
n'en pas douter sans qu'on puisse dire quand et comment, puisque les modalités de la vie qui peut les réaliser
sont inconnues et qu'elles échapperont toujours par elles-
mêmes à notre observation, que pouvons-nous affirmer
d'un traitement quelconque sur son mode d'agir? Pourquoi alors bannir une foule de moyens que nous n'avons
pas expérimentés, qui peuvent déterminer ces modalités
préservatrices dans la vie et qui ne nous paraissent inertes
que parce qu'ils sont très-simples et qu'ils se trouvent
dans des corps d'un usage commun et à la portée de tous,
si simples qu'ils en semblent ridicules et niais!! comme
on l'a écrit, aux yeux de ceux qui n'ont jamais connu les
différentes modalités que la vie peut revêtir, parce qu'ils
ne les ont jamais sondées par la réflexion et la méditation
sérieuses, seuls moyens de les apprécier.

Qui pourra donc affirmer que les corps dont nous avons parlé plus haut, regardés comme inertes par beaucoup de praticiens qui ne les ont pas expérimentés, vantés par quelques autres qui ont eu des succès avec eux, n'ont pas la puissance d'ôter à la vie le degré de sensibilité dont elle a besoin pour éprouver l'impression du virus charbonneux et celle de lui imprimer une modalité qui la rend incapable de réagir à son contact et de former le moindre atome de ce virus. Seule l'expérimentation réitérée peut nous instruire à ce sujet. Pourquoi alors, quand on n'en a pas l'expérience, venir mettre à l'index des moyens qui peuvent être très-utiles ; non pas que je veuille à mon tour les recommander tous. Je suis entièrement ignorant à l'endroit de la plupart ; mais je voudrais que, quand on ne les connaît pas par sa propre expérience, on les passât sous silence ou que si on les nomme, on eût au moins la justice de ne pas les déconsidérer ni les rejeter, mais d'avouer qu'on n'en parle que parce que quelques médecins disent les avoir employés avec succès et que d'ailleurs il faut pour en généraliser l'usage que le temps et l'expérience ayent plus complètement confirmé leur efficacité.

La cautérisation qui n'a pas détruit toute la modalité charbonneuse, ne favorise-t-elle pas son extention en rendant la vie plus apte à la subir ?

Que dire donc de la cautérisation ? elle ne guérit pas toujours, même faite au début. Dans ces cas malheureux n'a-t-elle pas contribué à la mort ? Qui pourra affirmer, si elle n'a pas détruit toute la modalité charbonneuse, qu'elle n'a pas favorisé son extension en rendant la vie plus apte à la subir ? Qui pourra nier que sous l'influence d'un moyen plus doux, la vie n'aurait pu acquérir une résistance à revêtir cette modalité qui, dès lors limitée et ne pouvant plus se propager, n'aurait plus fourni assez de virus pour que l'empoisonnement soit complet et mortel ? Tous ces stimulants, tous ces toniques dont on abreuve le malade quand l'intoxication commence, ne vont-ils pas à maintenir dans la vie affectée, cette modalité qui lui permet de continuer la fabrication du virus ? sans eux, elle l'aurait peut-être perdue. Qui sait ? Je rappelle ici ce que j'ai dit de ma pratique sur ce point ; quand les symptômes d'intoxication se montrent et continuent, cela indique que le foyer de fabrication n'est pas éteint, il faut donc encore alors l'attaquer et le détruire, c'est la seule chose utile à faire. Pourquoi alors recourir à un traitement général qui ne peut l'atteindre ? On doit en effet agir avec discernement, et non par habitude ou par routine et pour suivre, par cela seul qu'ils sont battus et rebattus, des sentiers inutiles, dangereux peut-être, et même parfois funestes.

Aveu de notre ignorance sur bien des points à l'endroit de la pustule maligne.

Que nous sommes encore ignorants à l'endroit de cette pustule maligne ! Nous croyons pourtant bien la savoir ! Que de points encore obscurs et inconnus ! Avouons-le donc ; soyons donc modestes et très-modestes, et quittons cette assurance qui tranche de tout, comme si nous possédions toute la vérité !

TRANSITION.

Puisque dans ce *Traité de la Pustule maligne*, j'élève l'emploi de la feuille de noyer à la hauteur d'un moyen sûr et efficace contre cette maladie, il est tout naturel que je le justifie de toutes les oppositions qui se sont élevées contre lui. Je vais donc placer les feuilles de noyer en présence de tous les praticiens qui ont écrit contre elles. C'est le sujet de-l'appendice qui va suivre.

Je ne dirai cependant qu'un mot, et ici, d'une manœuvre de M. le docteur Olive fils, médecin à Nogent-sur-Seine; il a, avec une intention nullement déguisée, soigné devant trois ou quatre médecins un homme atteint de plusieurs pustules malignes au bras; sur l'une, il a appliqué des feuilles de noyer, sur l'autre ou les autres, des feuilles de choux rouge. Toutes ces pustules ont également guéri, et il en a conclu, avec une certaine ironie et une grande satisfaction, que les feuilles de noyer n'ont aucune efficacité; comme si, pauvre raison humaine, les feuilles de noyer pouvaient gêner la vertu du choux rouge, si tant est qu'il ait guéri!!! *et vice versâ.*

LES FEUILLES DE NOYER

Devant l'Académie de Médecine.

Deux membres de l'Académie de Médecine seulement ont répondu, dans la séance du 29 septembre 1857, à M. Nélaton, quand il communiqua à cette assemblée mes quatre observations de guérisons de pustules malignes par les feuilles de noyer.

M. Robert parla le premier. Il craint qu'on ne s'autorise de ces faits et qu'on ne recule devant le cautère actuel, moyen sûr et si simple en réalité, pour recourir à des moyens douteux et dont l'efficacité est rien moins que démontrée.

Mais comment la lui démontrer, il avoue qu'il lui est très-difficile de faire pénétrer dans son esprit que de simples feuilles de noyer puissent guérir la pustule maligne !! Voilà déjà le préjugé. En conséquence il se laisse facilement aller au doute. Dans la première observation, dit-il, le point d'inoculation manque. Mais ne comprend-il pas que c'est un œdème malin et que l'absence de ce point est positivement ce qui le caractérise. Cette objection n'a donc pas sa raison d'être. Il n'est point noté, ajoute-t-il, dans les quatre observations que les vaisseaux lymphatiques étaient enflammés ni les ganglions engorgés. Prendrait-il ces symptômes pour la caractéristique de la pustule maligne ? Il est cependant certain que si l'engorgement des ganglions existe toujours, l'inflammation des vaisseaux lymphatiques est extrêmement rare. Cette seconde objection est donc nulle ou au plus de très-minime valeur. Enfin, continue-t-il, il est possible que les pustules malignes qu'on observe à Provins soient moins graves que celles des autres pays. Que répondre à une pareille supposition, sinon que c'est fermer volontairement les yeux à la lumière.

M. Renault, d'Alfort, le second, n'est pas moins opposé à l'emploi des feuilles de noyer. Cependant, et c'est là ce qui étonne, il n'a rien à objecter à mes observations. Ce sont, dit-il, des pustules malignes. Toutes, de quelque pays qu'elles proviennent, sont bien de même nature ; il n'y a que des différences de degrés d'intensité parce que certains hommes ont plus de résistance que d'autres à l'action du virus, et d'autre part, les résultats de la cautérisation ne diffèrent qu'en raison du temps écoulé depuis l'inoculation et nullement en raison de la nature du mal. Malgré cela il ne tient aucun compte des guérisons par les feuilles de noyer, le préjugé l'emporte, et comme l'on a d'autant moins de chances, dit-il, de réussir à arrêter la marche des symptômes généraux qu'on aura plus tardé à détruire par la cautérisation les tissus malades, il est porté à croire, avec M. Robert, qu'il est beaucoup plus prudent de commencer dans tous les cas par cautériser. Puis ne comprenant pas sans doute que rien de ce qu'il vient d'énoncer ne justifie cette conclusion, qu'il s'abandonne à la routine et à l'idée préconçue et qu'il s'oppose à toute espèce de progrès, il ne craint pas de terminer par une pointe d'ironie qui fait sourire l'assemblée ! ! ! (Voir la *Gazette des hôpitaux,* n° du 1ᵉʳ octobre 1857).

On n'a donc rien dit de sérieux à l'Académie de médecine contre les feuilles de noyer. On s'est tout simplement cramponné au traitement consacré par l'usage et l'on a rejeté *à priori* la nouvelle médication. On n'a pas eu la sagesse d'attendre de nouvelles observations pour se prononcer en connaissance de cause. Ce jour-là ce procès a été définitivement jugé et la preuve c'est la petite histoire qui m'est arrivée avec le docteur A. Devergie, membre de l'Académie, la voici :

Vers le 16 juillet 1864, je recevais la lettre suivante :

> Mon cher confrère,
>
> Pourriez-vous m'envoyer assez tôt ce que vous avez publié sur la pustule maligne, et y joindre une stastistique par annécs des cas que vous avez pu observer?
>
> J'aurais occasion de faire valoir vos travaux à l'Académie.
>
> Agréez l'expression de mes sentiments très-dévoués.
>
> Signé A. Devergie.
>
> 14 *juillet* 1864.

Je m'empresse de répondre à cette aimable invitation, et j'en prends occasion pour faire un mémoire dans lequel je parle du traitement par les feuilles de noyer, et je cherche à lever toutes les objections qu'on a tenté de faire à cette médication. Je le termine par le tableau statistique qui m'a été demandé, mais je fais cette recommandation expresse : Ce mémoire ne sera présenté à l'Académie que si M. Devergie, après l'avoir lu, en partage les opinions et doit les défendre comme siennes.

Ce mémoire n'a pas été communiqué et il ne m'en a jamais été accusé réception. Le 13 octobre 1866, je me suis donc permis d'écrire à M. Devergie :

Monsieur et très-honoré confrère,

En juillet 1864, je recevais une lettre de vous, datée du 14. Vous me demandiez si je pouvais vous envoyer assez tôt ce que j'avais publié sur la pustule maligne et que j'y joigne une statistique par années des cas que j'avais pu observer, et vous terminiez en me disant : J'aurais occasion de faire valoir vos travaux à l'Académie.

Je me suis hâté de faire le résumé de ce que l'expérience m'a appris sur la pustule maligne, j'y ai joint le tableau statistique que vous m'avez demandé, et je vous ai envoyé ce travail aussi promptement que possible, le 22 ou 23 juillet, en vous priant, il est vrai, de ne pas en faire part à l'Académie si vous ne deviez pas le soutenir. Vous n'en avez point parlé, à cela je n'ai rien à dire, j'ai même à vous en remercier. Mais je dois vous avouer qu'il m'eût été très-agréable d'apprendre de vous si ce travail vous est parvenu et ce que vous vous proposiez d'en faire, et même je m'y attendais.

Il y a plus de deux ans que vous avez dû le recevoir, veuillez, je vous prie, me le renvoyer : j'ai l'intention de l'utiliser.

Agréez, monsieur et très-honoré confrère, l'assurance de ma considération la plus distinguée.

RAPHAEL.

13 *octobre* 1866.

Quelques jours après, je recevais la lettre suivante :

Très-honoré confrère,

Je me rappelle parfaitement vous avoir demandé les renseignements que vous me rappelez. Mais *je ne les ai jamais reçus.*

Je crois qu'à cette époque il était question de la pustule maligne à l'Académie.

Quoi qu'il en soit, je vous dirai pour votre *gouverne* que l'on croit *moins* aujourd'hui qu'autrefois à l'efficacité des feuilles de noyer.

Agréez l'expression de mes sentiments très-distingués.

Signé :

Le Docteur A. DEVERGIE.

16 octobre 1866.

Cette lettre, surtout avec les mots soulignés, prouve bien que j'avais été jugé en dernier ressort. Quoi qu'il en soit, on a pu voir que les feuilles de noyer n'ont pas été atteintes par l'Académie ; et puis je me suis vu obligé à croire que la poste a dû manger mon mémoire et la lettre que j'avais écrite à M. Devergie pour lui annoncer que j'allais me mettre à l'œuvre sans désemparer. Qu'en pensez-vous, ami lecteur ? Voyez encore ce trop bon académicien, on lui réclame un mémoire, il envoie un conseil ! ! !

LES FEUILLES DE NOYER

Devant MM. **Froc**, de Sermaise; **Bourgeois**, d'Etampes; **Guiton**,
de Laon, et **Salmon** et **Maunoury**, de Chartres.

———

L'observation de pustule maligne guérie à Saint-Loup
par les feuilles de noyer et que la *Gazette des hôpitaux* a
publiée dans son n° du 25 juillet 1857, a suscité de la part
de quelques praticiens des objections plus spécieuses que
réelles.

C'est d'abord M. le docteur Froc, de Sermaise (Loiret),
qui, dans le n° du 29 août 1857, du même journal, écrit
qu'il ne lui paraît pas assez suffisamment prouvé que j'ai
eu affaire à une pustule maligne. Pour mieux apprécier la
portée de son opposition, je copie ses objections :

« Je cherche vainement, dit-il, dans la description
« l'appareil symptomatique que nous rencontrons à cha-
« que pas dans la Beauce. Depuis plus de dix ans que
« j'exerce dans cette contrée féconde en affections char-
« bonneuses, je n'ai jamais vu de *Pustules* dans cette
« maladie improprement nommée *Pustule maligne*. Des
« vésicules, des bulles, des phlyctènes sur une peau qui
« se sphacèle, voilà ce que nous sommes habitués à cons-
« tater dans cette gangrène spéciale. Mais ce que nous
« cherchons encore dans le sujet de l'observation, ce que

« l'auteur y a cherché lui-même, mais en vain, c'est cette
« escarre centrale, assise sur son tubercule, couronnée de
« son aréole vésiculaire et autour de laquelle rayonnent
« tous les accidents (tuméfaction, phlyctènes, etc.), elle
« n'y est pas. Il est vrai que l'auteur dit que la pustule a
« probablement commencé par un œdème malin de la
« paupière. Mais le malade ou sa famille ont dû l'éclairer
« sur les débuts du mal. Dans l'œdème malin, la pau-
« pière est seule malade pendant plusieurs heures, elle
« se recouvre de vésicules avant que le gonflement se
« soit étendu. Au point où en était le mal, elle devait
« porter des escarres; mais elle était seulement très-
« gonflée et, ainsi que la joue, portait des *pustules*. Je ne
« trouve donc pas ici tous les signes de la *pustule maligne,*
« et je ne suis pas assez édifié par ce seul fait pour oser
« aborder en face une affection aussi dangereuse par un
« traitement aussi... anodin. »

Cette dernière phrase donne à elle seule l'intelligence
de l'opposition de M. Froc. Il juge *à priori* et sans en avoir
l'expérience que les feuilles de noyer sont inefficaces. Il
faut bien alors qu'il démontre que le malade qu'elles ont
guéri n'avait pas une pustule maligne. Aussi cet œdème
monstrueux qui s'étend à toute la face, au cou et jusqu'au
bas de la poitrine, ce volume des lèvres, ce bruit de gras
que le malade fait entendre à chaque instant en avalant
et en parlant, cet aspect violacé et cette dureté considérable de l'œdème des paupières à gauche et de toute la
face du même côté, et ces nombreuses pustules éparses
sur ce côté et qui ne sont que les vésicules ou pustules
secondaires de M. Raimbert, comme nous le verrons plus

bas, tout cela n'a pour lui aucune signification et ne lui indique pas une affection charbonneuse. La prévention aveugle, et cause souvent à notre insu un véritable mauvais vouloir. C'est ainsi que M. Froc, dans le besoin de justifier son idée préconçue sur l'inefficacité des feuilles de noyer, cherche dans ce fait d'œdème malin, le bouton caractéristique de la pustule maligne, absolument comme M. Robert, bouton dont l'absence seule fait de la pustule maligne un œdème malin. Mais M. Froc veut quand même, quoique j'aie dit, que cette pustule maligne a probablement commencé par un œdème malin de la paupière, que ce soit une pustule maligne; et comme il n'y a pas de pustule maligne sans bouton caractéristique, la conclusion est claire. Cependant il était facile de comprendre que je n'ai jamais voulu désigner le même mal par deux noms spécifiques et qu'alors, dans mon observation, le nom de pustule maligne est pris comme terme générique, et celui d'œdème malin comme indiquant une espèce ou variété. N'est-ce pas en un mot comme si j'avais dit, c'est une pustule maligne se manifestant sous la variété d'œdème malin. Alors plus n'est besoin du bouton caractéristique.

Aussi M. Froc, poussé par le sentiment du vrai, abandonne lui-même cette première partie de son opposition et il aborde franchement l'œdème malin pour prouver que, même sous ce rapport, mon diagnostic n'est pas précis; car, dit-il, arrivé au point où le mal en était, la paupière devait porter des escarres. Cela se peut, et cela même devait être et était; je n'en ai pas dit un mot, parce qu'elles étaient confondues dans cette teinte violacée dont j'ai parlé et au milieu des pustules secondaires qui étaient si nombreuses, et que d'ailleurs tous les autres symptômes n'étaient que trop significatifs. Mais la preuve qu'elles existaient, M. Froc aurait dû le remarquer et en tenir compte, c'est qu'à la fin de mon observation, quand je dis que le mal est guéri, je les indique, je dis qu'alors il ne reste plus que deux petites escarres larges comme une pièce de cinquante centimes. Ces escarres attestent la nature gangréneuse du mal qui les a produites, car elles ne résultent pas de cautérisations qui n'ont pas été faites. Je le dis en passant, les dimensions que j'en ai données approximativement sont évidemment exagérées. Ce qui le prouve, c'est que le malade n'avait après la cicatrisation aucune éraillure des paupières qu'il pouvait entièrement fermer; seulement, l'ouverture de l'œil était diminuée.

Devant tous ces signes, de quelle importance serait d'avoir consigné que le mal a commencé par le gonflement de telle paupière et qu'il y a eu au bout de plusieurs heures des vésicules. Le diagnostic était par trop évident, et s'il est vrai qu'on aurait pu me répondre sur le début du gonflement, il est plus que probable qu'on ne m'aurait pu rien dire sur l'apparition des vésicules. Les deux escarres consécutives à cet œdème n'indiquent-elles pas d'ailleurs et que le mal a commencé par les deux paupières et qu'il y a eu des vésicules sur chacune d'elles.

Il ne reste donc de l'opposition de M. Froc que ce que j'ai dit en commençant. Il a jugé *à priori* que les feuilles de noyer sont inefficaces, et pour prouver son idée préconçue il a cherché et il s'est cru obligé à anéantir le fait qui la condamne. Qu'il eût été plus dans le véritable esprit d'observation de se tenir sur la réserve et de dire : Je ne suis pas assez édifié par ce seul fait pour oser aborder en face une affection aussi dangereuse avec un traitement que je ne connais pas encore et que l'expérience n'a pas encore assez sanctionné.

M. Froc comprendra que je sois étonné de son silence devant les trois autres observations de pustules malignes guéries par les feuilles de noyer et qui ont été présentées à l'Académie de Médecine dans la séance du 29 septembre 1857. La *Gazette des Hôpitaux* les raconte. Dans ces trois faits, il y a deux malades qui avaient une pustule maligne avec bouton caractéristique. Ces guérisons ont-elles modifié son opinion ? Il eut été bon de le dire.

Qu'on me permette une réflexion. M. Froc décrit à merveille le bouton caractéristique de la pustule maligne et en quelques mots; il ne décrit pas moins bien et avec autant de concision les débuts de l'œdème malin des paupières; mais quand il dit qu'en Beauce on est habitué à constater des vésicules, des bulles, des phlyctènes, sur une peau qui se sphacèle, je lui réponds que ces éruptions secondaires, quand elles existent, ne sont point sur une peau qui se sphacèle; et encore, cette éruption secondaire n'est le plus ordinairement formée que par des vésicules; s'il y a des bulles ou des phlyctènes, c'est quand survient l'étranglement, et c'est lui qui amène la gangrène des tissus dont la vitalité est déjà beaucoup diminuée. Cette gangrène n'est donc pas plus que les bulles ou les phlyctènes qui l'annoncent l'effet direct de l'affection charbonneuse. La peau qui se sphacèle par le fait de cette affection et sous son influence directe est seulement celle placée sous le bouton caractéristique et celle qui l'avoisine de très-près. Voilà ce que l'observation enseigne.

M. le docteur Bourgeois, d'Etampes, ne veut pas non plus que les feuilles de noyer guérissent la pustule maligne. Ainsi, on lit dans le même numéro de la *Gazette des Hôpitaux*, à la suite de la lettre de M. Froc : « Pour « M. Bourgeois, il s'agit bien là d'une belle et bonne pus- « tule maligne ayant très-probablement débuté, comme « le pense M. Raphaël, par un œdème malin des pau- « pières. Mais ce fait n'est autre chose à ses yeux qu'une « guérison spontanée de la maladie dont il s'agit. Ce n'est « pas la première fois, continue-t-il, que je suis témoin « d'une terminaison de ce genre. Dans mon mémoire, « j'établis même en principe qu'il peut en être ainsi dans « quelques cas, malgré l'opinion d'un certain nombre de « médecins. Quant aux nombreux charbons du docteur « Pomayrol, le fait est plus extraordinaire, et, bien que « nous en observions des séries qui sont évidemment plus « bénignes les unes que les autres, je crois pouvoir affir- « mer que chez nous, sur quarante pustules malignes « dans les circonstances les moins désastreuses, nous au- « rions eu encore à déplorer un grand nombre de morts « en nous contentant des feuilles de noyer. Il faut *néces-* « *sairement* qu'il s'agisse là d'une forme de l'affection « charbonneuse différente *de celle de nos localités,* d'une « *pustule non maligne,* en un mot. »

Ainsi, pour M. Bourgeois, la feuille de noyer est jugée

avant qu'il l'ait expérimentée. Si elle guérit, c'est que la pustule devait guérir spontanément, ou encore c'est qu'il s'agit d'une forme différente de celle de sa localité. Qu'on donne après cela autant de guérisons que l'on voudra par les feuilles de noyer, on ira chaque fois se briser sur l'une ou l'autre de ces deux explications qui ne sont que des allégations imaginaires, sans preuve aucune, contraires même à l'esprit philosophique qui fait marcher les sciences, véritables échappatoires qui ne sont en réalité que des fins de non recevoir avec lesquelles on peut établir et consacrer un système de démolition de toute thérapeutique, comme je l'ai dit dans la réponse que je lui ai faite et qui a été insérée dans le numéro du 12 septembre 1857 de la *Gazette des Hôpitaux*, où je développais toutes les objections que je résume ici et à laquelle M. Bourgeois n'a pas répondu. Il aurait cru sans doute manquer à sa dignité, car sans y répondre davantage, il parle dans son traité pratique de la pustule maligne (1861), des feuilles de noyer avec un ton qui ne conviendrait qu'après avoir démontré leur inefficacité, et encore ! !

Donc M. Bourgeois n'a pas l'expérience des feuilles de noyer, et cependant il leur refuse toute vertu contre la pustule maligne, il ne veut pas, en un mot, qu'elles guérissent cette maladie envers et contre tous les faits qui prouvent et prouveraient le contraire. Aussi quand il en parle c'est avec dédain, il les traite du haut en bas, il a le langage de tout systématique. Ainsi par exemple, dans la préface de l'ouvrage que je viens de citer, on lit :

« En 1857, lors de l'importante discussion soulevée devant

« l'Académie de Médecine à propos de la soi-disant action
« des feuilles de noyer fraîches, je fus, je dois le dire,
« très-flatté de voir les Académiciens les plus éminents,
« s'appuyer sur mes observations et me faire l'honneur,
« ainsi que des savants publicistes, de me consulter sur
« une affection qu'ils étaient loin d'être à même de ren-
« contrer aussi souvent que je puis le faire. » Ce passage
respire la fatuité et le dédain. Comment M. Bourgeois,
qui ne sait pas un mot expérimentalement de la vertu des
feuilles de noyer, ose-t-il en parler ainsi : *la soi-disant
action !*

Mais là ne se borne pas ce qu'il en dit, il les attaque
encore dans le cours de son ouvrage à trois différentes
reprises, et toujours sur le même ton. Ce sont autant de
redites à peu près dans les mêmes termes. Une pareille
tenacité n'est-elle pas l'indice de sa colère ? Mais quoi
donc a pu l'irriter ainsi ? Serait-ce qu'il n'a pas goûté les
objections que je lui ai faites dans la *Gazette des Hôpitaux,*
et qui sont restées sans réponse ? ou bien serait-ce la
crainte de voir supplanter la cautérisation potassique par
dilution qu'il a inventée ? A le voir revenir avec tant d'in-
sistance contre ces malheureuses feuilles de noyer, on
dirait qu'il en rêve et qu'il en a le cauchemar. Ecoutons-
le encore :

1° A la page 317 de son traité, au chapitre Pronostic,
après avoir dit que la pustule guérissait spontanément
plus souvent qu'on ne le pense et en avoir donné comme
preuve les guérisons obtenues avec des médications qu'il
regarde comme insignifiantes ; il ajoute : « Je n'en excepte
« pas, bien entendu, les fameuses feuilles de noyer qui

« ont eu l'avantage de passionner, il y a deux ou trois
« ans, la première assemblée médicale de France. Il faut
« même pour que ces applications aient l'air de réussir
« aussi souvent, puisqu'elles sont d'un usage fréquent en
« certains pays, que la pustule charbonneuse soit non-
« seulement moins dangereuse qu'on ne le pense géné-
« ralement, mais encore qu'elle n'ait pas partout la
« même gravité. » Assertion gratuite qui ne peut venir
que d'un petit esprit, ou, c'est ici le cas, d'un esprit
aveuglé par la passion.

2° A la page 224 du même Traité, il écrit : « D.-J.
« Larrey prétend que la pustule maligne est plutôt suivie
« de symptômes généraux graves dans le Midi que dans
« le Nord. Pourtant c'est du Piémont et du Languedoc
« que nous sont venus les traitements *soi-disant* (c'est une
« expression qu'il affectionne) si efficaces par l'encens et
« la feuille de noyer, ce qui semblerait démentir l'asser-
« tion du grand chirurgien militaire. » Mais que M. Bourgeois y réfléchisse et qu'il mette de côté son préjugé, il
verra que l'assertion de Larrey n'est point démentie par
-les résultats de traitements qu'il dédaigne et dénigre sans
savoir pourquoi. Il verra au contraire que ces résultats,
qui sont le fruit de l'observation, démontrent l'efficacité
de ces mêmes traitements. Car si nous les tenons du
Piémont et du Languedoc, c'est sans doute parce qu'ils y
guérissent la pustule maligne, et comme elle y est, suivant Larrey, plutôt suivie de symptômes généraux graves
que dans le Nord, cela prouve que ces traitements ont
une grande puissance. C'est donc par l'observation que
nous connaissons cette vertu. Nous sommes donc dans le

précepte que M. Bourgeois pose lui-même par l'épigraphe de son Traité : *Ars medica tota in observationibus*. En restant loin de nous, il est et il reste loin de ce précepte et il se contredit.

3· Enfin, à la page 231 de ce même Traité, il écrit encore une tirade à grands effets, bonne à transcrire en entier : « De notre temps, dit-il, nous voyons l'encens en « poudre être proclamé comme un remède merveilleux « en Piémont, et tout dernièrement chacun sait l'émotion « causée par les fameuses (ce mot-là revient encore) « feuilles de noyer fraîches, et les honneurs académiques « qu'elles ont obtenus. Tous ces moyens, dont quelques-« uns sont ridicules et sans action réelle, n'ont eu que « cet avantage, c'est de nous *révéler* que la pustule char-« bonneuse n'était pas aussi souvent mortelle que beau-« coup de gens le pensaient. Mais ils ont dû par contre-« coup occasionner souvent la mort par *omission*, comme « on le dit en médecine légale (on le dit aussi ailleurs et « longtemps avant la médecine légale, M. Bourgeois doit « le savoir), et il va sans dire que je serais très-loin de « conseiller d'y avoir recours même dans une épidémie « *bénigne relativement*. Je ne les cite que sous le rapport « historique. Car si je suis loin d'être de ceux qui veulent « toujours trouver de la *rationalité* dans l'action de nos « agents curatifs, je crois également qu'il ne faut pas « tomber dans le *mysticisme thérapeutique* qui devient de « la niaiserie. » Quel trait pour la fin ; de la niaiserie ! en parlant de traitements que ses confrères emploient et qu'il n'a jamais expérimentés. Est-ce digne d'un homme qui se respecte et qui veut être respecté ? Est-ce là ce qui lui a valu les honneurs académiques? J'espère bien que non. Et pourtant comme il s'admire, comme il se plaît à allonger sa tirade, comme il se souligne et comme il s'applaudit!! En vérité, il n'y a pas de quoi. Car enfin il n'est pas permis de nier de sa propre autorité et sans en avoir l'expérience des propriétés ou vertus que la Providence a pu donner à certains corps; il n'est pas davantage permis de les nier envers et contre des observations que d'autres ont faites et qu'on refuse d'admettre en les éludant par des subtilités qu'il ne serait pas décent de qualifier. Enfin il n'est pas permis non plus de lancer ainsi sans connaissance de cause des arrêts irrévocables, comme si on était infaillible et comme si on avait la science infuse, arrêts sur lesquels il est presque impossible de revenir, parce que cela coûterait beaucoup à l'amour-propre.

Ces espèces de sorties font tache dans le livre de M. Bourgeois et il m'a forcé de lui répondre avec énergie, tout en restant dans les convenances. Mais, sauf l'écart que je lui reproche, M. Bourgeois est un homme instruit, son ouvrage est bien fait et prouve son mérite; son traitement par la cautérisation potassique par dilution le confirme également. J'en ai usé et c'est à mon avis, parmi les différentes sortes de cautérisations, celle qui est la plus sûre en même temps qu'elle n'est ni dangereuse ni même très-douloureuse. Mais ces sorties, je les regrette pour lui et pour son livre, elles y font tache, je le répète, et si elles ne l'ont pas obligé à une théorie qui dépare aussi son œuvre, elles en sont au moins la conséquence et la confirment. Je vais l'examiner.

M. Bourgeois n'a qu'une seule observation de guérison

spontanée et cependant il affirme que la pustule maligne abandonnée à elle-même guérirait assez souvent, une fois sur trois, et même que la proportion favorable doit être encore plus grande dans certains pays et pendant certaines épizooties. Sur quoi donc fonde-t-il son opinion, puisque l'observation directe n'en est pas la base. Il la fonde sur l'interprétation qu'il donne à quelques faits et que je crois fausse.

Ainsi pour lui, il y a guérison spontanée toutes les fois que, quand on n'est pas appelé pendant la première période de la pustule maligne, ce qui arrive, dit-il, dans l'immense majorité des cas, et de quelqu'étendue qu'ait été d'ailleurs la destruction des tissus vivants au moyen du caustique, les accidents tant internes qu'externes n'en continuent pas moins leur marche progressive, encore bien que la guérison doive survenir le plus souvent; et toutes les fois encore qu'il a vu attaquer ou qu'il a attaqué lui-même par le caustique un grand nombre d'affections charbonneuses, à une période où l'absorption virulente était complète et où on ne pouvait guère arriver à un résultat bien neutralisant par ce moyen. On comprend alors qu'en rangeant dans les guérisons spontanées toutes celles qui se font dans les conditions que je viens d'indiquer d'après lui, il puisse affirmer qu'il ne partage pas l'opinion du vulgaire ou même de quelques médecins qui croient que la pustule maligne est toujours mortelle.

Mais comment va-t-il démontrer que dans ces cas la cautérisation n'est pas la cause de la guérison. Il va dire que si les accidents tant internes qu'externes continuent leur marche progressive après une cautérisation très-étendue, cela prouve de toute évidence que la partie du virus absorbée ne peut être saisie par la médication topique, quelqu'énergique qu'elle soit. Cela est vrai et je l'admets comme lui, mais la conséquence qu'il en tire, quoi qu'il n'ait fait que l'indiquer en disant qu'alors la guérison est spontanée, je ne l'admets plus. Pour lui, cette conséquence est claire, il faut que cette portion du virus que n'a pas saisie la cautérisation soit neutralisée par les forces vitales. Or, les guérisons que ces forces opèrent ne sont point dues à la cautérisation, ce sont des guérisons qui prouvent que la pustule maligne n'est pas toujours mortelle. Il arrive encore à la même conclusion quand la guérison se fait dans des cas d'affections charbonneuses où la cautérisation n'a lieu que quand l'absorption du virus est complète. C'est encore par ses efforts que la nature élimine tout le virus que la cautérisation n'a pu détruire.

Je ne prête pas à M. Bourgeois une explication qu'il n'a pas donnée. Si dans les cas qu'il spécifie il n'a pas écrit cette interprétation en toutes lettres, le but qu'il se propose, ce qu'il veut prouver l'indique assez et il est impossible de ne pas la supposer, la deviner et l'admettre. C'est elle seule qui peut faire et fait des cas qu'il cite des guérisons spontanées, c'est elle seule qui en conséquence lui permet de dire que la pustule maligne livrée à son cours naturel guérirait assez souvent. Mais M. Bourgeois a donné lui-même cette explication qu'il n'a laissé que pressentir là où il aurait dû la développer. On la trouve aux pages 60 et suivantes de son ouvrage dans l'article intitulé phénomènes réactionnaires.

Après avoir signalé l'opinion des médecins qui refusent d'admettre en cas de guérison spontanée une médication naturelle, un effort spontané de l'organisme pour chasser le principe morbifique et faire disparaître ses conséquences et qui pensent que cette guérison se fait par une sorte d'usure du mal, il dit : « Que quand on considère « les diverses phases de nos maladies et la succession des « phénomènes qui les caractérisent, on voit, on reconnaît « manifestement qu'un génie bienfaisant et conservateur « vient souvent disputer notre pauvre existence à la cause « de destruction qui s'en empare et menace de l'anéan- « tir. » Or, ces efforts conservateurs que M. Bourgeois admet souvent et avec raison dans nos maladies, il prétend qu'il est presque constant d'en observer des signes évidents dans le mal qui nous occupe (la pustule maligne) quelle que soit d'ailleurs sa terminaison. C'est ainsi, selon lui, que les pustules malignes les plus graves, celles qui accusent par leurs symptômes un degré d'intoxication très-avancé, ne doivent guérir que sous l'influence des efforts salutaires de la nature. Il le dit lui-même : « *Dans les cas* « *graves,* quand le gonflement était devenu énorme, lors- « que le pouls a considérablement faibli et est même « devenu insensible, que le froid s'est emparé des mem- « bres, que des vomissements abondants ont épuisé le « malade, qu'une couleur bleuâtre, violacée, de mauvais « augure, s'est montrée au centre du mal, que tout enfin « fait présager une catastrophe imminente ; du septième « ou neuvième jour (à partir de l'apparition de la tache « initiale) le plus souvent, il n'est pas rare de voir les « vomissements cesser, le pouls se relever, la chaleur

« reparaître, et surtout une rougeur vive franchement
« phlegmoneuse colorer la peau qui recouvre la tumé-
« faction dans une très-grande étendue. De la céphalalgie,
« une sueur chaude, une chaleur parfois brûlante, de
« l'ampleur, de la dureté du pouls surviennent égale-
« ment dans ces cas. Ce sont là les signes évidents de la
« réaction des forces vitales en lutte contre le mal. »

Nul doute, M. Bourgeois croit à l'intervention heureuse
de la nature dans les cas très-graves de pustule maligne,
et ce qui n'est pas peu étonnant, c'est, après l'avoir vu
attribuer la guérison des cas graves à une nature vivante
à peu près anéantie et incapable de la moindre réaction,
de l'entendre la mettre de côté dans la guérison des cas
légers. Il dit en effet, page 62 : « Lorsque la pustule
« maligne est légère, la guérison a lieu le plus souvent
« par la disparition graduelle des phénomènes iqu la
« caractérisent et on reconnaît peu de signes de réaction
« dans ces circonstances. »

Cette contradiction tient évidemment à ce que M. Bourgeois n'a pas saisi le mécanisme suivant lequel toute
pustule maligne se guérit. Je dis toute, car il est le même
dans tous les cas. J'en ai donné l'explication dans la
partie doctrinale de mon traité pratique. L'interprétation
en est très-simple.

Quel que soit l'âge d'une pustule maligne, quand la
dose du virus qui reste après la destruction de son foyer
de fabrication, qu'il se soit éteint spontanément ou qu'il
l'ait été par l'intervention de l'art, n'est pas suffisante
pour causer une intoxication complète et mortelle, le
malade guérit grâce à l'extinction du foyer de fabrica-

tion, par l'élimination lente et successive du virus à travers les émonctoires naturels sans avoir subi une élaboration préalable de la part de la vie déprimée, presque anéantie à son contact et par suite incapable de la moindre réaction.

Quoi qu'il en soit et pour en revenir à mon sujet, je conclus que l'opposition de M. Bourgeois contre les feuilles de noyer est plus qu'insignifiante. Il n'a rien vu, ne sait rien de leur efficacité par expérience et il veut que leurs guérisons soient des guérisons spontanées, et il en parle avec dédain. Il ne les a donc atteintes en rien et elles sortent encore intactes de cette lutte.

M. le docteur Guipon, de Laon, vient de publier un ouvrage sur la maladie charbonneuse de l'homme. Cet ouvrage est appuyé, comme son titre l'indique, sur une enquête médico-administrative concernant la maladie observée chez l'homme et chez les animaux et comprenant six départements. L'enquête elle-même ne porte que sur un certain nombre de questions auxquelles ont répondu les commissions d'hygiène qui en ont été saisies. Seine-et-Marne est un des six départements qui ont été consultés, et j'ai été chargé de faire, au nom de la commission d'hygiène de l'arrondissement de Provins, un rapport où sont résumées les opinions des commissions d'hygiène des cantons de cet arrondissement.

Dans ce rapport fait en 1865, j'ai dû tenir compte surtout des observations que j'avais recueillies exactement depuis 1857 en raison du traitement par les feuilles de noyer auquel j'ai le plus souvent recours depuis cette époque. Aussi, tout en me renfermant dans les détails que demande le questionnaire, je m'en suis cependant un peu éloigné dans ma réponse à la onzième question : « Quel est le traitement sur lequel les praticiens les plus « éclairés du pays font reposer surtout leur confiance ? » Ainsi, après avoir énoncé les divers traitements employés dans notre pays et celui auquel on a le plus généralement recours, je ne me suis pas borné à indiquer seulement les feuilles de noyer comme moyen efficace et que seul j'emploie dans nos contrées, j'ai encore insisté sur le mode de s'en servir.

C'est ce rapport qui m'a valu quelques éloges de M. Guipon et son ouvrage qu'il m'a offert, ce dont je le remercie doublement et sincèrement. Mais ce rapport a été en même temps l'occasion pour lui d'apprécier le traitement par les feuilles de noyer et de conclure que cette médication, *objet,* comme il le dit, *de vives critiques et de grands dédains,* n'a pas sa confiance.

D'une manière générale, quand un traitement guérit, il guérit parce qu'il guérit, et souvent nul ne sait ni pourquoi ni comment, et il n'y a pas une objection à faire ; dès qu'on sait expérimentalement qu'il guérit, il faut l'accepter. Comme la science expérimentale de M. Guipon ne va pas jusque-là, que d'ailleurs il est naturel qu'il n'ait pas foi en moi, il eut été plus sage de sa part de dire qu'il ignore ce que peuvent les feuilles de noyer sur la pustule maligne. Il est impossible, en effet, qu'elles aient ou qu'elles n'aient pas sa confiance.

Mais je prends son dire : « la médication par les feuilles

« de noyer n'a pas ma confiance. » C'est qu'évidemment il ne croit pas aux 59 guérisons que j'annonce dans mon rapport. Alors pourquoi en parle-t-il sous forme dubitative ? « Ce traitement, dit-il, aurait donné, etc., » puis il laisse entendre qu'il peut bien y avoir eu quelques erreurs de diagnostic. Mais il est à regretter qu'avant de mettre mon diagnostic en doute, M. Guipon n'ait pas eu la pensée de me demander quelques renseignements à ce sujet. Dans le rapport qu'il a eu entre les mains, je ne donne aucun détail sur ce point. J'y énonce simplement le mode de traitement par les feuilles de noyer. Ces renseignements l'auraient tenu sur la réserve. D'abord il aurait su que plusieurs fois j'ai empêché des cautérisations qui avaient été décidées pour des boutons qui n'étaient pas des pustules malignes, et que je n'ai pas eu à m'en repentir. Je lui aurais dit qu'un malade est mort le jour que je lui avais annoncé pour n'avoir pas voulu me croire et pour ne s'être pas laissé cautériser un bouton que j'affirmais être une pustule maligne ; qu'un autre malade est mort d'une pustule maligne dont j'avais porté le diagnostic et contre laquelle il n'a été employé que des moyens selon moi insuffisants ; je vis ce malade quelques heures avant sa mort, et le médecin qui le soignait me parla alors d'un phlegmon diffus dans la région dorso-lombaire, siége de cette pustule maligne. Ce phlegmon n'était que l'énorme gonflement œdémateux de la troisième et de la quatrième période. Je lui aurais encore dit que nos malades, et cela doit être dans son pays comme dans le nôtre, ne prennent en général avis du médecin qu'à la fin de la deuxième période, le plus souvent même au commencement de la troisième, quand déjà il y a de l'œdème autour du bouton, circonstance qui rend le diagnostic plus facile. Enfin, je lui aurais parlé de deux signes confirmatifs et que je n'ai vu signalés nulle part. Le premier se tire de l'aspect de la plaie qu'on fait en excisant le bouton ; je l'ai décrit en son lieu. Le second ne se rencontre que quand la guérison se fait sans cautérisation, après celle que donnent les feuilles de noyer, par exemple, c'est une escarre qui a en général toute l'épaisseur du derme et toute l'étendue qu'avait le bouton au moment de son excision ou un peu plus, comme si on avait cautérisé. Cette escarre, conséquence du mal, prouve sa nature gangréneuse, si elle résulte d'un bouton qui avait tous les caractères de la pustule maligne, car c'est à cette coïncidence qu'elle doit d'être un signe caractéristique, puisqu'une escarre semblable est produite par la piqûre du pou de bois. Or, j'ai constaté ces deux signes confirmatifs dans les guérisons annoncées dans mon mémoire. Et, tout en sachant que l'erreur est très-souvent difficile à éviter dans notre art, je ne crains cependant pas de blesser la modestie qui convient tant au médecin, en disant que je n'ai pas eu à redresser une seule fois après l'excision le diagnostic que j'avais porté avant de la faire, parce que c'est la vérité. Mais, il faut le dire, la pustule maligne arrivée à ce degré que les malades attendent en général pour venir consulter, est d'un diagnostic très-facile pour un médecin simplement expérimenté. Je m'étonne donc fort que M. le docteur Mongeot ait si souvent besoin de l'incision pour le tirer d'un faux diagnostic sur la pustule maligne, car M. Guipon dit « que si son confrère eut expérimenté les

« feuilles de noyer, il aurait pu en bonne conscience affir-
« mer cinq cas de guérison, parce que sans l'incision qui
« lui a fait voir cinq fois sur onze un faux diagnostic, il
« aurait traité cinq boutons comme étant des pustules
« malignes et qui n'en étaient pas. »

Ceux qui liront cet exemple cité par M. Guipon sur
la facilité avec laquelle on peut errer en fait de diagnostic
de la pustule maligne, diront quand même que je me suis
constamment trompé. Un grand nombre de guérisons par
les feuilles de noyer ! Cela n'est pas possible, dira-t-on,
il y a eu erreur de diagnostic ; ces sortes d'erreurs sont si
faciles, M. le docteur Mongeot le dit et l'avoue et c'est un
homme très-expérimenté. M. Guipon dira ensuite en
vain : « Mais nous estimons trop le savoir de M. Raphaël
« pour penser que là doive se trouver le principal argu-
« ment à opposer à ses nombreuses guérisons. » Le coup
est porté, on ne verra dans cette concession qu'un moyen
honnête et poli de masquer sa pensée ; qu'un correctif
pour atténuer ce qu'il y a de difficile et même d'impossible
à dire et qui au fond n'atténue rien.

Mais alors si mon diagnostic est vrai, car si M. Guipon
m'eût consulté, pour mieux l'édifier je lui aurais en outre
envoyé plusieurs observations bien détaillées, si donc
mon diagnostic est vrai, et il n'a aucune preuve qu'il soit
faux, si la feuille de noyer guérit effectivement la pustule
maligne, il aura fait une offense grave à la vérité. Il sera
cause sans le vouloir qu'elle sera plus longtemps voilée et
inconnue. Il eût donc été plus prudent, à cause d'elle, de
rester sur la réserve.

M. Guipon dit ensuite que j'ai eu affaire à des pustules

malignes ébauchées, d'abord je ne connais pas ces sortes
de pustules malignes. Quoiqu'il en soit, que répondre?
Traitées par les caustiques, elles auraient été sans doute
complètes; guéries par les feuilles de noyer elles ne sont
qu'ébauchées! Le hasard en vérité m'a très-bien servi, il
les donne ébauchées pour les feuilles de noyer, et complètes pour la cautérisation! Il ajoute, « en excisant ces
« pustules au début (au début, pour affirmer il faut avoir
« vu), il leur a enlevé la plus grande partie sinon la tota-
« lité du virus qui pouvait y être contenu. » Mais répon-
drai-je, il faut agir de même et on ne cautérisera plus et on
guérira plus souvent. M. Guipon le dit plus bas : « Ces
« résultats, dit-il, (c'est-à-dire mes guérisons par les
« feuilles), seraient fort beaux et dépasseraient même ce
« que pourrait promettre la cautérisation la mieux faite. »
Mais il dira que les pustules malignes qui lui arrivent ne
sont plus au début. Je comprends, il n'y a que les miennes
qui soient au début. Puis il continue : « Le suc de noyer
« âcre et astringent a fait office d'un léger cathérétique. »
Nous verrons s'il agit comme léger cathérétique. En tous
cas, répéterai-je, il faut qu'il se serve de ce léger cathérétique, puisqu'il convient qu'il m'a réussi, il devra également réussir entre ses mains. Car enfin on ne croira
jamais que j'ai toujours été dans des conditions exception-
nelles.

M. Guipon me reproche de n'avoir pas dit à quelle
période la médication avait eu lieu, il supposait tout à
l'heure que c'était au début. Allons toujours. Mais il
demande à mon rapport plus que je devais y mettre. Je
n'ai jamais voulu autre chose que d'y énoncer succincte-

ment le mode d'application des feuilles de noyer. Quant au détail dont il parle, je le lui aurais donné s'il m'eût consulté avant d'écrire, et il l'aurait connu si M. Nélaton avait communiqué à l'Académie de Médecine, comme il me l'avait promis, le mémoire que je lui ai envoyé en 1858 ou 1859.

Mes observations ne s'arrêtent pas encore là et je suis obligé de suivre M. Guipon. Il dit que mes pustules étaient à réaction inflammatoire locale très-prononcée et qu'elles étaient assez légères pour guérir spontanément. Mais il en rencontre de semblables sans doute, et pourquoi les cautérise-t-il ? S'il appliquait comme moi les feuilles de noyer il réussirait comme moi, car il est bien difficile de prouver par des observations la guérison spontanée de la pustule maligne.

M. Guipon a cru infirmer l'efficacité des feuilles de noyer en citant une guérison que j'ai obtenue avec l'oseille. Pourquoi l'oseille n'aurait-elle pas la vertu de guérir également la pustule maligne. Pourquoi la ranger *à priori* au nombre des substances inertes ? En quoi sa vertu gêne-t-elle celle des feuilles de noyer. Il parle aussi de moyens indiqués par des personnes étrangères à la médecine et qui ne peuvent avoir guéri que des pustules bénignes. Mais que viennent faire ici ces personnes ? Quelle confiance accorder à leur diagnostic et par suite à leur traitement ?

En finissant et comme principal argument, M. Guipon dit qu'il connaît, comme d'autres médecins l'ont déjà noté, des cas de pustules malignes, traitées uniquement par les feuilles de noyer et dont la terminaison a été des plus malheureuse. Mais que prouvent ces quelques insuccès qu'il connaît? La feuille de noyer doit-elle être constamment efficace pour avoir sa confiance? C'est trop exiger. La cautérisation n'est pas toujours efficace. Dans mon rapport n'ai-je pas indiqué moi-même trois insuccès à côté des guérisons. Il était donc inutile d'aller chercher des insuccès ailleurs. Et, encore, je n'en vois pas un seul dans l'ouvrage de M. Guipon qui lui appartienne. Pourtant s'il en a, pourquoi ne pas les faire connaître, et ne citer que ceux qui appartiennent à d'autres. Ainsi il ne parle que de deux insuccès, l'un de M. Raimbert, et l'autre de MM. Salmon et Maunoury. Nous analyserons ce dernier dans la réponse à ces deux médecins. Nous allons dire quelques mots du premier.

Dans l'observation de M. Raimbert, la 17ᵉ de l'ouvrage de M. Guipon, que pouvaient les feuilles de noyer appliquées après quatre jours de traitement, la veille de la mort, sur des escarres épaisses et sur un épiderme desséché et brûlé par des badigeonnages à la teinture d'iode. Il était inutile de faire entrer dans le titre de cette observation l'indication, feuilles de noyer. Pourquoi n'y avoir pas également mis tout l'assemblage des moyens dont on a usé : cataplasmes, teinture d'iode, et à l'intérieur iodure de potassium. Cet insuccès, pas plus que celui de MM. Salmon et Maunoury, comme nous le verrons, ne prouve donc rien contre les feuilles de noyer.

Pour résumer cette discussion, dit M. Guipon, « nous « accordons au suc de noyer une vertu non spécifique (je « ne lui ai jamais donné une pareille vertu), mais simple- « ment astringente (cependant sous ces feuilles astringentes il ne tarde pas à s'écouler une grande quantité de sérosité, de sorte que l'astringent ouvre les pores et fait sortir des liquides, ce qui prouve qu'il ne faut jamais parler sans avoir vu), et il peut réussir sans qu'on y doive « compter (pourtant 59 fois sur 62 et depuis d'autres succès encore, c'est déjà beau), au début et dans les cas « les moins graves de pustule maligne (j'ai déjà fait justice de ces deux circonstances et je répète que nul ne croira que toutes les exceptions sont pour moi seul).

M. Guipon craint que je ne m'abuse sur la valeur des feuilles de noyer et comme pour m'engager à revenir de mon erreur il s'écrie sous forme d'exclamation : « Ne « sait-il pas d'ailleurs que Schwann a recommandé avec « une égale confiance la décoction d'écorce de chêne en « application sur les parties malades, sans même qu'il soit « besoin d'en favoriser l'action par des scarifications. » Je réponds : si Schwann a bien observé, je n'ai rien a dire ni M. Guipon. Il faut accepter les faits.

La critique que j'insinue contre les cautérisations incomplètes, est réelle dans les conditions où me place mon dilemme qui n'a pas été compris par M. Guipon. J'ai dit : S'il n'y a pas erreur de diagnostic et si des pustules malignes charbonneuses bien reconnues guéries, ne l'ont pas été par les feuilles de noyer, quand on n'a employé que ce moyen, il faut bien admettre qu'elles se sont guéries spontanément; mais comme avec la cautérisation les guérisons sont moins nombreuses, M. Guipon l'avoue lui-même, force est bien de dire alors que la cautérisation quand elle est incomplète, rend malignes et mortelles des pustules qui auraient guéri sans elle. Comment les rend-elle malignes? Je l'ignore. Toujours est-il qu'avec les feuilles de noyer, il y a des pustules malignes qui guérissent et qui ne guériraient pas avec la cautérisation incomplète. M. Guipon aura beau dire « qu'on la conseille « ou qu'on la pratique, c'est de la cautérisation complète, « suffisante pour détruire tout le mal apparent, qu'il s'agit « et non d'une autre. » J'en conviens c'est cette cautérisation complète qu'on veut réaliser ; mais dans la pratique, on ne l'obtient pas toujours et alors des pustules qui auraient guéri avec les feuilles, ne guérissent pas. La cautérisation incomplète les a donc rendues mortelles. C'est là ce qui est certain pour moi, qui ai observé nombre de guérisons avec les feuilles, si on ne veut pas leur accorder, devant les succès qu'on obtient avec elles, une efficacité puissante contre cette maladie. Ainsi la cautérisation, quand elle n'est pas suffisante n'est pas seulement insuffisante, elle excite le mal et inspire une sécurité trompeuse.

Après cette discussion qui détruit toutes les objections de M. Guipon, il ne peut plus dire : « Notre conscience « nous oblige à déclarer que pour nous et pour les méde- « cins les plus expérimentés que nous ayons consultés, et « dans les conditions où la maladie se présente le plus « habituellement à notre observation, les feuilles fraîches « pas plus que les jeunes pousses de noyer, ne paraissent « jouir d'aucune efficacité réelle. »

Je donne à M. Guipon ainsi qu'à tous les médecins qu'il a consultés, aussi expérimentés que lui et les plus expérimentés du monde, une très-grande expérience sur tout ce qui touche à la pustule maligne, sauf en ce qui concerne son traitement par les feuilles de noyer, car ni lui ni ces médecins n'ont expérimenté ce traitement. Ils ne peuvent donc ni les uns ni les autres se prononcer avec connaissance de cause pour ou contre lui. Or, puisque M. Guipon manque d'expérience pour dire qu'il n'est pas efficace et qu'il n'a pas foi en moi pour dire qu'il l'est, il faut en finir par où j'ai commencé, c'est-à-dire qu'il faut simplement avouer que sa conscience l'oblige à suspendre son jugement sur ce traitement et qu'il sera toujours disposé à accepter la vérité quelle qu'elle soit, quand elle lui sera démontrée.

Il est bien entendu que je ne reproche pas à M. Guipon de ne pas croire à l'action des feuilles de noyer, je lui reproche d'affirmer, sans raison expérimentale, qu'elles n'ont aucune efficacité. On dit que dans le doute il faut s'abstenir, à plus forte raison je puis dire ici, dans l'ignorance expérimentale il faut s'abstenir.

M. Guipon n'a donc rien prouvé contre les feuilles de noyer.

MM. Salmon et Maunoury, de Chartres, ont publié dans la *Gazette Médicale* de Paris, 1857, un mémoire sur l'inoculation de la pustule maligne, comme moyen de diagnostic de la véritable pustule charbonneuse, à propos de son traitement par les feuilles de noyer.

Dans ce mémoire ils ont cherché à établir :

1° Que la véritable pustule charbonneuse est inoculable au mouton et au lapin.

2° Qu'au point de vue du diagnostic de la pustule maligne au moyen de ses caractères physiques seulement, il y a divergence de descriptions et d'opinions.

3° Que la pustule inoculable de la Beauce ne présente pas le caractère physique de la pustule maligne des auteurs.

4° Que les hommes les plus compétents peuvent faire erreur de diagnostic en tenant compte des caractères physiques seulement.

5° Et ils terminent par le récit d'un fait récent de pustule maligne où le lecteur trouvera comme enseignement de leur travail : une hésitation dans le diagnostic, un emploi de feuilles fraîches de noyer retardant par malheur l'usage de la cautérisation, une description et la marche jusqu'à la mort de la pustule inoculable de la Beauce, une inoculation mortelle.

Je vais prendre une à une ces cinq propositions et les réduire à leur juste valeur. Je ne perdrai pas de vue que leur mémoire n'a été fait qu'à propos du traitement par les feuilles de noyer et dans le but de démontrer son inefficacité ; je me bornerai donc à réfuter tout ce qui a trait à mes observations et à ce traitement.

Or, tel est le plan qu'ils ont suivi : Etablir que seule la pustule inoculable est véritablement une pustule charbonneuse ou maligne et mortelle. Car alors toute pustule maligne guérie par un nouveau traitement et qui n'a pas l'inoculation pour sanction est une observation de nulle valeur, et c'est là le caractère des observations guéries par les feuilles de noyer. Démontrer en second lieu que la pustule inoculable de la Beauce n'a pas les caractères physiques des pustules malignes des auteurs, de celles de plusieurs praticiens, de celles de la Brie, et enfin de celles que j'ai communiquées à l'Académie, pour convaincre que toutes ces dernières pustules ne sont pas inoculables, ni par conséquent mortelles, et qu'en conséquence elles peuvent guérir avec toute espèce de traitement. En troisième lieu, prouver la difficulté du diagnostic de la pustule charbonneuse inoculable, afin de jeter des doutes sur la valeur des guérisons obtenues par le traitement nouveau et de forcer à admettre la nécessité de l'inoculation comme moyen de diagnostic et comme sanction de la réalité de la nature charbonneuse de toute pustule maligne. Enfin, il devait entrer dans ce plan de terminer par une observation contraire à l'efficacité des feuilles de noyer. Nous verrons si elle a été bien choisie et si elle est de bon goût.

MM. Salmon et Maunoury prétendent :

1° Que la véritable pustule charbonneuse est inoculable au mouton et au lapin. Personne n'en doute, et c'est par ces sortes d'inoculations que l'Association médicale d'Eure-et-Loir a démontré directement la nature charbonneuse de la pustule maligne. Mais on n'a jamais prouvé que toutes les pustules malignes sont inoculables et fécondes, pas plus MM. Salmon et Maunoury que l'Association médicale d'Eure-et-Loir. Rien donc n'autorise ces messieurs à dire qu'il n'y a de véritable pustule charbonneuse que celle qui est inoculable et féconde, comme ils le prétendent d'après la 6ᵉ Conclusion de leur Mémoire. Elle est ainsi conçue : « Un principe septique inoculable est la condition d'être de la vraie pustule maligne de la Beauce. C'est l'inoculation qui est un des

« caractères essentiels de la vraie pustule charbonneuse,
« par conséquent *toute pustule maligne qui ne s'inocule pas*
« *de l'homme aux animaux ne doit pas porter le nom de pus-*
« *tule véritablement maligne.* » C'est là une conclusion prise
à priori, qui n'a pas une seule expérience pour base et que
même la raison ne justifie pas. En effet, il est facile de
comprendre qu'on doit rencontrer dans quelques malades
atteints de pustule maligne inoculable et charbonneuse
aussi bien que dans quelques animaux inoculés, certaines
conditions qui échappent, qui de longtemps encore ne
seront ni appréciées ni connues et qui peuvent s'opposer
au succès de l'inoculation. Aussi l'Association médicale
d'Eure-et-Loir, plus réservée que MM. Salmon et Maunoury, s'est contentée de donner ces inoculations comme
preuves de la nature charbonneuse de la pustule maligne,
et elle n'en a jamais tiré la conséquence que toute pustule maligne doit être inoculable et féconde pour être
charbonneuse, et elle n'a jamais rien dit qui puisse empêcher d'admettre jusqu'à preuve contraire *qu'une pustule*
maligne est charbonneuse, quoique son inoculation ne soit pas
féconde dans un ou plusieurs cas donnés. Mais quelle serait
donc cette preuve contraire? Ce serait de démontrer,
puisque parmi les pustules malignes il y en a qui font
mourir et que d'autres guérissent, que toutes celles qui
sont fécondes font mourir et que toutes celles qui ne sont
pas fécondes ne font pas mourir. Devant de pareils faits
expérimentalement démontrés, il faudrait nécessairement
attribuer à la nature même de la pustule sa fécondité ou
sa non fécondité. Mais cette preuve ne peut pas être
donnée expérimentalement, car il faudrait qu'on laissât

sans traitement aucun toutes les pustules qui ont fourni aux inoculations et qu'on ne rencontrât que des inoculations fécondes correspondant à des pustules suivies de mort *et vice versâ* des inoculations non fécondes correspondant à des pustules guéries. Quel médecin, si haut placé qu'il soit, quelle association médicale, quelle que soit la confiance qu'elle ait su inspirer, oserait vouer ainsi à une mort presque certaine un grand nombre de malades atteints de pustules malignes et qui auraient servi à l'expérience. Je dis de plus, et cela *à priori*, que cette preuve n'existe pas, car ce serait établir que deux causes ou essences différentes produisent des effets semblables, puisque l'une des pustules malignes serait d'une essence charbonneuse et que l'autre n'aurait pas la même condition d'être.

Mais il n'est pas démontré non plus par expérience que toute pustule charbonneuse inoculable et féconde soit mortelle par elle-même. Rien ne prouve en effet qu'une pustule maligne dont l'inoculation ferait mourir l'animal inoculé se terminerait elle-même par la mort et qu'elle ne se guérirait pas spontanément si on l'abandonnait à elle-même.

La première proposition ou plutôt l'idée qu'elle marque et qui ressort de la conclusion que nous avons soulignée, savoir : Qu'il n'y a de véritable pustule charbonneuse que celle qui est inoculable et féconde, est donc erronée, aucune expérience ne la justifie. Fausse est également la conclusion qui en découle et qui est la troisième de la fin du mémoire, savoir : « La gravité de la pustule inoculable « commande ces recherches expérimentales (l'inoculation

« aux animaux), elle doit exiger à l'avenir cette sanction
« de tout traitement nouveau. »

Cette sanction se trouve réellement dans un bon diagnostic, basé sur les signes physiques, c'est-à-dire sur
les manifestations symptomatiques qui caractérisent et
désignent toute pustule maligne.

Cela nous conduit naturellement à l'examen de la
seconde proposition à laquelle je réunis la troisième,
elles sont ainsi conçues :

2° Au point de vue du diagnostic de la pustule maligne,
au moyen de ses caractères physiques, il y a divergence
de descriptions et d'opinions.

7° La pustule inoculable de la Beauce ne présente pas
le caractère physique de la pustule maligne des auteurs.

Je présente ensemble ces deux propositions, parce que
leur idée mère est la même et que répondre à la première,
c'est répondre à la seconde.

MM. Salmon et Maunoury ont d'abord voulu montrer
les différences entre les caractères physiques de la pustule
maligne d'après la description de chaque auteur et de
chaque praticien et ceux de la pustule maligne de la
Beauce pour faire voir que cette dernière ne ressemble en
rien à celle des autres pays. Puis, comme la pustule de la
Beauce est inoculable et par suite charbonneuse, c'est
prouver en fin de compte que les pustules malignes des
autres pays, celles de la Brie, par exemple, ne le sont pas
et que les feuilles de noyer n'ont que l'apparence de guérir
la pustule charbonneuse puisqu'elles ne guérissent que
des pustules qui ne sont pas inoculables et qui guériraient
d'elles-mêmes.

A cela il serait facile de répondre que l'observation clinique vaut au moins autant, sinon plus, que les plus beaux raisonnements du monde. En Brie, dans les environs de Provins, la pustule maligne est, entre les mains d'un grand nombre de médecins habiles, trop souvent suivie de mort, malgré d'énergiques cautérisations, pour qu'elle puisse être bénigne, non inoculable et non charbonneuse. Elle présente alors les mêmes symptômes locaux et généraux que ceux que je retrouve dans l'observation que MM. Salmon et Maunoury proposent à leur lecteur comme enseignement de leur travail; elle a encore la même rapidité dans sa marche, et ce n'est point pour moi comme pour eux, une exception et un sujet d'étonnement que cette marche si prompte vers la terminaison fatale. Cela veut dire encore que toutes les pustules malignes que j'ai soignées par les feuilles de noyer auraient été cautérisées en Brie et en Beauce aussi.

Mais je préfère suivre les auteurs du Mémoire dans leurs descriptions. Je ferai facilement voir qu'ils ont justement prouvé le contraire de ces deux propositions. Jamais auteur n'a si bien pris la contre-partie de ce qu'il cherche à démontrer.

Ainsi ils disent, il est vrai d'une manière générale, que les médecins qui pratiquent dans la Beauce ont constaté les nombreuses différences entre la pustule maligne décrite dans les livres et celle qu'ils rencontrent dans leur pratique.

Ils disent encore d'une manière plus particulière que Maunoury, ancien chirurgien de l'Hôtel-Dieu de Chartres et membre correspondant de l'Académie de Médecine, s'est proposé, en adressant en 1824 un Mémoire à l'Athénée, de signaler certaines formes et certaines variétés qui n'ont pas été décrites ; que M. Bourgeois, d'Etampes, qui exerce également en Beauce, a remarqué que ses observations de pustules malignes, qui sont très-nombreuses, sont en désaccord avec la description qu'on trouve dans les livres.

Mais si je compare les observations qu'ils donnent et qu'ils empruntent à l'ancien chirurgien de Chartres et à M. Bourgeois, *de manière,* disent-ils, *qu'on ne puisse pas les accuser d'exagération pour les besoins de la cause* (heureuse précaution), si je compare, dis-je, ces observations, je ne dis pas avec celles des auteurs ni avec celles des praticiens qu'ils nomment, cela ne me regarde pas ni les feuilles de noyer, mais avec celles que j'ai communiquées à l'Académie de Médecine, je suis tout étonné de ne pas rencontrer les différences annoncées, mais une entière ressemblance. Voyons plutôt. Dans les observations de l'ancien chirurgien de Chartres, on lit :

Obs. I. *Petit point noirâtre* qui, au bout de quelques heures, fut entouré de phlyctènes d'abord séparées, mais qui se réunirent et formèrent une aréole.

Obs. II. *Un point noirâtre déprimé,* cerné par une aréole formée de phlyctènes transparentes.

Obs. III. *Petit point jaunâtre* et peu après l'aréole formée de phlyctènes.

Obs. IV. *Un point noirâtre déprimé* et circonscrit par une aréole de phlyctènes réunies.

Obs. V. *Point noirâtre de la largeur d'une lentille,* déprimé.

Obs. VI. *Un petit point noir de la largeur d'une lentille,* déprimé, sans vésicules.

Obs. VII. *Petit point noir* à bords boursouflés, bleuâtres, sur lesquels on remarque quelques débris de vésicules déchirées.

Dans celles de M. Bourgeois, d'Etampes, on lit :

Obs. I. *L'escarre déprimée n'avait guère que 3 à 4 milli-mètres.*

Obs. II. *Une tache noire irrégulièrement arrondie,* molle et recouverte encore de l'épiderme épaissi.

Obs. III. *Une petite tache d'un jaune foncé, sèche, moins grande qu'une lentille,* environnée d'un cercle étroit de vésicules jaunâtres.

Obs. IV. *Vésicule de la largeur d'une lentille dont le centre est sec et brun.*

Obs. V. A la fin du quatrième jour, *surface brune et sèche irrégulièrement arrondie, d'un centimètre environ de diamètre.*

Obs. VI. Bouton de 2 centimètres d'étendue, *centre déprimé, sec et d'un jaune foncé.* Au pourtour, petites vésicules jaunâtres.

Obs. VII. *Tache brune, sèche, enfoncée,* entourée d'un cercle de vésicules jaunâtres.

Obs VIII. Paupières très-tuméfiées, début depuis deux jours, *aucun bouton ne la couvre.*

Dans les deux observations de pustule maligne que j'ai communiquées à l'Académie de Médecine, je ne parle pas des deux autres qui sont des œdèmes malins, on lit :

Obs. I. Celle du jeune garçon de 12 ans. *Petit point noir, déprimé,* au centre de petites vésicules remplies de sérosité roussâtre.

Obs. II. **Celle du petit cultivateur.** *Un point noir, dur, déprimé, des dimensions d'une lentille,* entouré d'une couronne de vésicules remplies de sérosité roussâtre et qui ne paraissaient n'en former qu'une seule.

La ressemblance est parfaite. On ne trouve donc point dans mes pustules malignes ces gangrènes très-étendues et diffuses qu'on ne rencontre pas non plus dans la pustule inoculable de la Beauce. Mais que MM. Salmon et Maunoury me permettent de le leur dire : Si l'escarre centrale est très-limitée et très-petite dans les premiers jours, elle fait cependant des progrès à mesure que la pustule se développe et elle peut acquérir les dimensions d'une pièce de deux francs et plus, quand le bouton, exigu même à son début, a terminé son évolution et que le malade succombe par intoxication sans avoir été cautérisé. Ainsi j'affirme, pour l'avoir constaté, que quand la guérison se fait sans cautérisation et par les feuilles de noyer, l'escarre qui n'était que lenticulaire au moment de la première application, s'est étendue et présente, après la guérison, les dimensions qu'avait tout le bouton caractéristique à l'instant de cette première application et même des dimensions un peu plus grandes, si le mal n'a pas été immédiatement enrayé. Ce qui explique pourquoi dans ma deuxième observation le point noir déprimé de la pustule, dont le bouton était grand comme une pièce de un franc, est devenu, le troisième jour après l'application des feuilles, *de la grandeur d'une pièce de un franc;* et pourquoi dans ma troisième observation, le point noir, des dimensions d'une lentille centre du bouton caractéristique qui est large comme une pièce de un franc, a acquis, au moment de la guérison par les feuilles, *la grandeur de ce bouton* qui n'est plus qu'une plaque d'un gris jaunâtre. L'escarre lenticulaire augmente donc pendant que la pustule maligne évolue et, n'en déplaise à MM. Salmon et Maunoury, ils ne peuvent rien dire de cet accroissement, ils ne le connaissent pas, puisque leur cautérisation les empêche de l'observer et que l'escarre de la cautérisation masque celle que le mal engendre lui-même. Cette escarre lenticulaire arrive donc, sans prendre une extension considérable ni produire une gangrène diffuse, à des dimensions qu'ils ne peuvent déterminer et contre lesquelles ils ne peuvent non plus s'inscrire en faux.

Maintenant ai-je bien dans mes observations indiqué les dimensions de tout le bouton caractéristique et celles de l'escarre consécutive à la guérison par les feuilles de noyer? Il y a dans cette appréciation bien des sujets d'illusion, si on ne prend pas les mesures exactes et si on se contente de comparaisons approximatives et c'est ce que j'ai fait. En rappelant donc mes souvenirs et en ayant sous les yeux les pièces qui m'ont servi de point de comparaison, il est évident que j'ai exagéré ces dimensions. Les pustules malignes que j'observe depuis et qui sont les mêmes que celles d'alors en sont la preuve. Le bouton caractéristique ne mesure en général, quand le malade vient consulter pour la première fois, qu'une pièce de vingt centimes, c'est l'ordinaire; il y en a de plus petits, il y en a aussi de plus gros. Mais ici, pour la comparaison que MM. Salmon et Maunoury ont faite, le volume du bouton caractéristique n'a aucune importance, d'ailleurs l'ancien chirurgien de Chartres n'en parle même pas. Or, il est bien vrai que l'escarre lenticulaire n'est dans mes observations, sans rectification aucune, qu'un point très-petit comme dans les pustules malignes de la Beauce.

M. Martinet a donc eu raison de déclarer que le mémoire de Maunoury ne présentait *rien de neuf.*

Quant au noyau d'induration, l'ancien chirurgien de Chartres n'en parle pas, cela ne veut pas dire qu'il n'existait pas chez les malades qu'il a observés. Cependant il l'indique dans la neuvième observation qui est la sixième dans le mémoire de MM. Salmon et Maunoury. Mais M. Bourgeois, d'Etampes, le décrit sous le nom de tumeur charbonneuse.

« Les chairs sous-jacentes, dit-il, au niveau du siége « de la pustule se gonflent, se durcissent et donnent nais- « sance à une sorte de tumeur qui lui sert de base, dé- « borde légèrement les tégumens et s'enfonce plus ou « moins profondément.» Cette tumeur charbonneuse gêne singulièrement MM. Salmon et Maunoury, et c'est en vain qu'ils cherchent à en donner une explication ; ils ne peuvent anéantir sa description. Or, c'est bien là ce qui constitue mon noyau d'induration. Ce noyau n'est pas autre chose, en effet, *qu'une portion de l'œdème qui se durcit et sur lequel est assis le bouton caractéristique.* Cette portion d'œdème se durcit promptement, parce qu'elle apparaît en premier et qu'elle touche à la pustule, elle se continue avec le reste de l'œdème qui, en vieillissant, deviendra dur à son tour et augmentera ainsi les dimensions de ce noyau. L'induration de M. Raimbert, qu'est-elle arrivée à un certain degré ? « C'est une tumeur placée sous la pa- « pule et sous la vésicule (c'est-à-dire sous le bouton

« caractéristique), elle est formée par le derme et le tissu
« cellulaire sous-cutané un peu infiltré de sérosité, elle
« augmente en largeur et en profondeur, s'étend sous
« l'aréole vésiculaire, la soulève et ne tarde pas à la dé-
« border de un ou plusieurs centimètres. Elle cesse alors
« brusquement tout en conservant autour d'elle une
« atmosphère œdémateuse ; ou bien, à mesure qu'elle
« s'éloigne de son point de départ elle perd de sa dureté
« et se transforme en une tuméfaction diffuse. » N'est-ce
pas là encore mon noyau d'induration ?

MM. Salmon et Maunoury ont donc eu tort de souligner dans les observations qu'ils rapportent de moi la
description du noyau d'induration. Ils doivent bien comprendre maintenant que ce noyau n'est point particulier
aux pustules de la Brie et qu'on le retrouve également
dans celles de la Beauce. Il y a plus, ils l'indiquent eux-
mêmes sans s'en douter et ils le décrivent dans l'observation Albi de la fin de leur Mémoire. Lisons : « Le 10, vers
« six heures du soir, cette pustule noirâtre (elle n'avait
« que deux jours d'existence) reposait sur un gonflement
« qui avait la largeur d'une pièce de cinq francs environ,
« et il présentait une consistance assez molle. » Qu'est-ce ?
sinon mon noyau d'induration que ce gonflement large
comme une pièce de cinq francs et sur lequel repose la
pustule. S'il a une consistance assez molle, c'est qu'il
n'est qu'à son début, il va durcir à mesure qu'il vieillit.
Lisons encore : « Le 11, au soir, immédiatement au-
« dessous de la pustule, le tissu paraissait plus dur. »
N'est-ce pas comme s'ils avaient dit : le gonflement de la
largeur d'une pièce de cinq francs environ sur lequel

reposait hier la pustule noirâtre paraît plus dur aujourd'hui? A ce moment, le noyau d'induration est formé, ils l'indiquent donc eux-mêmes et sur une pustule de la Beauce, inoculable et charbonneuse, modèle de pustule, qu'ils proposent comme enseignement de leur travail.

Si l'engorgement des ganglions lymphatiques voisins de la pustule maligne ne manque jamais, il est très-rare d'observer les traînées rouges qui indiquent l'inflammation des vaisseaux lymphatiques.

Il faut donc reconnaître, bon gré mal gré, que la description de mes deux pustules malignes est la même que celles des pustules Maunoury et Bourgeois; que la seconde proposition de MM. Salmon et Maunoury est erronée, et que dans les faits qu'ils allèguent pour en démontrer la réalité, ils ont fourni eux-mêmes toutes les preuves de cette erreur. Il suit de là que la troisième proposition est aussi fausse que la deuxième dont elle n'est que la conséquence et que c'est la proposition inverse qui est vraie. Au lieu de : la pustule inoculable de la Beauce ne présente pas le caractère physique de la pustule maligne des auteurs, il faut dire : *la pustule inoculable de la Beauce présente le caractère physique de la pustule maligne de la Brie.*

Je m'en doutais bien un peu, à vrai dire; comment pourrait-il en être autrement? La pustule maligne se montre chez nous comme en Beauce, aux époques où sévit le sang de rate et dans les mêmes localités, sur des individus qui ont des rapports avec les animaux atteints ou morts de cette maladie ou avec leurs dépouilles, sur les parties habituellement découvertes; elle donne des démangeaisons, développe un même bouton caractéristique, s'accompagne d'un gonflement œdémateux énorme de la région où elle siége, se termine souvent par la mort, et cela par suite alors d'un véritable empoisonnement ; enfin jusqu'à présent les praticiens de notre pays ne peuvent non plus l'arréter que par la cautérisation. Toutes ces ressemblances forcent bien à admettre l'identité de nature. Comment donc croire que chez nous la pustule maligne ne serait ni inoculable, ni charbonneuse, ni mortelle. Serait-ce par cela seulement qu'elle n'est pas du pays de la Beauce. Mais en vérité ce n'est pas là une raison ! ! !

Je pourrais m'arrêter ici. Mais je veux lever tous les doutes, satisfaire les plus difficiles, j'espère même contenter et convaincre M M. Salmon et Maunoury. Je fournis une preuve directe. Cette preuve n'est autre chose que deux inoculations fécondes sur des moutons qui sont morts du sang de rate, et qui avaient été inoculés avec deux pustules malignes que j'ai guéries par les feuilles de noyer. *Nos pustules malignes sont donc inoculables et charbonneuses ; les feuilles de noyer guérissent donc des pustules véritablement charbonneuses.* L'une de ces pustules était à grandes dimensions. Si on doutait de son inoculabilité, j'en appellerais à M. Raimbert. Si sa trente-deuxième observation (page 144) est un exemple de pustule maligne à petite escarre inoculable, sa trente-troisième (page 150) est un exemple de pustule maligne à escarre assez large, inoculable, il dit : « Tumeur de cinq centimètres de dia-
« mètre en tous sens. » Et il ajoute : « L'exiguité de la
« pustule maligne n'est donc pas indispensable pour
« qu'elle soit inoculable. »

Ces deux observations sont consignées dans un mémoire que j'ai envoyé en 1858 ou 1859, à M. Nélaton ; il devait le communiquer à l'Académie de Médecine, il ne l'a pas fait. Pourquoi ? Serait-ce le mémoire que je refute qui l'a arrêté. Il n'y avait pas de quoi.

La quatrième proposition ne tient pas devant un examen sérieux plus que les trois premières. La voici :

4° Les hommes les plus compétents peuvent faire erreur de diagnostic en tenant compte des caractères physiques seulement de la pustule maligne.

Pour arriver à prouver cette proposition ou celle-ci qui la vaut et qu'on trouve à sa place, à savoir : « Que l'habi-« tude d'observer des pustules malignes ne met pas à « l'abri d'erreurs de diagnostic, » MM. Salmon et Maunoury font une longue tirade.

« La pustule maligne, disent-ils, décrite dans les auteurs « avec sa vésicule primitive formant plus tard aréole, avec « sa dépression centrale large et gangréneuse, avec son « noyau d'induration profond de la peau, avec le gonfle-« ment des ganglions lymphatiques et les traînées rouges « superficielles du membre, ressemble tant à d'autres « affections cutanées, anthrax, furoncle, que, n'en dé-« plaise au savant chirurgien qui a pris sous son patro-« nage le traitement par les feuilles fraîches de noyer, le « diagnostic peut ne pas être toujours facile entre les « mains même des chirurgiens habitués à observer cette « maladie. Si cela est pour la pustule maligne des auteurs, « on doit dire avec plus de raison que la difficulté sera « encore plus grande en présence de la pustule inoculable « de la Beauce, sans vésicule primitive, sans aréole quel-

« quefois, toujours sans noyau d'induration de la peau
« et présentant seulement à toutes les périodes, au milieu
« d'un gonflement élastique considérable, l'apparence
« d'un point irrégulier, ressemblant à une morsure de
« puce, d'autres fois un peu plus large que la tête d'une
« épingle, semblant être formé par l'éraillement de l'épi-
« derme et paraissant avoir une insignifiance parfaite. »

Mais des mots à la suite les uns des autres ne prouvent
absolument rien et l'on est étonné d'entendre deux médecins, qui se donnent comme habiles observateurs de la
pustule maligne, dire que la pustule inoculable de la
Beauce est toujours *sans noyau d'induration, et qu'elle présente seulement à toutes ses périodes au milieu d'un gonflement
élastique considérable l'apparence d'un point irrégulier, etc.,
etc.,* et cela à toutes les périodes ! ! !

Hé quoi ! cette pustule de la Beauce ne se développe
donc pas dans son point d'inoculation ou de départ ; l'escarre lenticulaire ne s'étend donc jamais, le gonflement
ne se durcit donc jamais dans une étendue plus ou moins
grande sous le bouton caractéristique, de manière à former la tumeur charbonneuse de M. Bourgeois, d'Etampes,
l'induration de M. Raimbert, ce que j'ai nommé le noyau
d'induration. Ah ! s'il en est ainsi, non, la pustule de la
Brie n'est pas celle de la Beauce. Mais les ouvrages de
MM. Bourgeois et Raimbert sont là. Ils nous donnent
une autre description de la pustule maligne de la Beauce.
Sauf des gangrènes considérables, que parfois des circonstances particulières peuvent cependant déterminer et
qu'ils admettent par exception et non comme accident
ordinaire, ces deux praticiens font une description qui

ressemble à celle de tous les auteurs et qui est entièrement différente de celle de la pustule inoculable de la
Beauce, que nous venons de lire, par MM. Salmon et
Maunoury. C'est une vésicule primitive portée sur une
papule et laissant à sa place une petite escarre qui s'entoure
d'une aréole vésiculaire, de manière à former le bouton
caractéristique. Ce bouton se développe et augmente à
mesure que le mal évolue et arrive à un certain degré
d'accroissement, il est assis sur une tumeur indurée, tumeur charbonneuse, induration, noyau d'induration, etc.
Voilà ce qu'on lit dans les ouvrages que je cite, voilà ce
que je retrouve sur les malades de la Brie, voilà enfin ce
que nous mettent sous les yeux les figures que M. Raimbert a fait dessiner à la fin de son ouvrage pour repré-
senter le bouton caractéristique.

En vérité, MM. Salmon et Maunoury feraient croire
qu'ils n'ont jamais observé la pustule maligne. Hé puis !
à quoi sert de s'évertuer à trouver des difficultés insur-
montables.

S'il est vrai, en effet, que le diagnostic de la pustule
maligne soit très-difficile et même presque impossible au
début, il devient plus tard d'une très-grande facilité, et il
est ordinairement très-facile quand le malade vient demander les soins du médecin. Le plus souvent alors le
bouton caractéristique est très-formé et même quelquefois
il y a un commencement d'œdème.

Ecoutons M. Bourgeois au chapitre X, Diagnostic, il
dit : « Quand la pustule maligne est arrivée à un certain
« degré de développement et qu'elle offre la plupart de
« ses caractères, il est assez facile de la reconnaître, même

« alors qu'on n'aurait pas eu l'occasion d'en rencontrer
« auparavant. Mais il n'en est pas de même au début,
« etc. » Les caractères du gonflement œdémateux de la
pustule maligne en facilitent le diagnostic. M. Bourgeois
le dit aussi, page 10, en parlant de cet œdème il écrit :
« Il y a ici des formes, des bosselures, des enfoncements
« et une consistance plus facile à apprécier qu'à décrire.
« Aussi quand on a l'habitude de voir souvent cette sorte
« de mal, et s'il est déjà accompagné d'une certaine
« enflure, on reconnaît facilement sa nature, bien que
« le bouton soit couvert. »

Nous sommes donc tous d'accord ; au début le diagnostic
est très-difficile, presqu'impossible, et il faut attendre si
l'on se sert de la cautérisation. Un avantage des feuilles
de noyer, c'est qu'on peut déjà y avoir recours, mais
j'affirme avec tous les praticiens contre MM. Salmon et
Maunoury que plus tard ce diagnostic devient facile et
même très-facile. Or, dans les observations que j'ai communiquées à l'Académie de Médecine, les pustules étaient
assez développées et elles offraient la plupart de leurs
caractères. Il était donc facile de les reconnaître, *même
alors qu'on n'aurait pas eu l'occasion d'en rencontrer auparavant.*

Que manque-t-il dans ma deuxième et dans ma troisième observation ? Tout y est : les commémoratifs, le
bouton caractéristique, le noyau d'induration et l'œdème
*qui à lui seul suffirait pour faire reconnaître la nature du mal
si même le bouton était recouvert.* Puis, de plus que dans les
autres pustules traitées par la cautérisation, il y a après
la guérison avec les feuilles de noyer, comme signe dia-

gnostique confirmatif, une escarre qui résulte uniquement de la nature gangréneuse de la maladie. Il prouve que le diagnostic a été bien fait.

Le diagnostic de ma quatrième observation n'est pas plus douteux que celui des deux précédentes, il faut la lire telle que M. Nélaton l'a racontée à l'Académie. Pour commémoratifs, la malade a touché à des peaux de moutons morts du sang de rate et que son mari, qui n'est pas encore guéri d'une pustule maligne, a déshabillés. Elle a des démangeaisons très-vives sur la poitrine où elle avait, dit-elle, un petit bouton qu'elle avait écorché ; à la place de ce petit bouton, il y a une excoriation à fond grisâtre entourée de pustules granulées irrégulièrement disposées, remplies de sérosité roussâtre et placées sur un noyau d'induration. Tout cela sans fièvre. Puis après la guérison avec les feuilles de noyer, escarre consécutive. Que faut-il de plus pour que le diagnostic soit facile et certain ? Il y a encore, ce que M. Nélaton n'a pas dit, parce qu'il n'a donné que des extraits, de l'œdème et quelques symptômes généraux d'intoxication qui sont survenus le deuxième jour à partir de ma première visite.

J'arrive maintenant à justifier le diagnostic de ma première observation, celle de Saint-Loup, que MM. Salmon et Maunoury qualifient d'*étrange*.

Ils trouvent étrange tout en paraissant ne pas vouloir le faire remarquer : 1° que le diagnostic posé avant d'avoir vu le malade ait été confirmé au premier examen (j'aurais compris sans autre examen) ; 2° qu'il s'agisse de pustule maligne et qu'on en cherche vainement les traces dans l'observation, à moins, ajoutent-ils, que M. Raphaël ne considère comme telles chacune des pustules qui couvrent le côté gauche de la face ; 3° qu'on y voie, ce qui n'est pas le moins surprenant, une foule de plaques gangréneuses humides disparues, sans laisser de traces, par les feuilles de noyer.

Je prends d'abord ce troisième point et je fais remarquer que sa rédaction n'est pas la reproduction de la mienne. Je n'ai point dit *qu'une foule de plaques gangréneuses humides ont disparu sans laisser de traces par les feuilles de noyer ;* ce qui voudrait dire que je crois que des tissus morts sont revenus à la vie. Mais en relisant mon observation on verra que si à un moment j'ai dit : « Il ne reste plus qu'une peau couverte de plaques de gangrène humide, » c'est que boursouflée et ramollie avec une coloration grisâtre, elle m'a *paru* gangrénée et que je l'ai cru. En cela je me suis trompé, plus d'un y aurait été pris comme moi, c'était la première fois que j'observais l'action des feuilles de noyer, elles avaient provoqué un écoulement considérable de sérosité, les tissus en étaient pour ainsi dire macérés et ils avaient l'aspect de la gangrène humide. Mon erreur est-elle donc bien grave ? Si grave qu'elle soit, elle n'est pas ce que MM. Salmon et Maunoury la font. J'ai dit plus bas en effet que ces plaques qui ressemblaient à de la gangrène humide avaient disparu trois jours après l'application des feuilles de noyer. Cette expression *qui ressemblaient* fait assez comprendre, je suppose, que j'avoue m'être primitivement trompé, en prenant pour de la gangrène humide ce qui n'en avait que l'apparence, et elle indique assez que ce passage de mon observation n'a pas été saisi ; je veux bien croire qu'il n'a pas été altéré avec intention. Je n'ai donc jamais dit que l'emploi des feuilles de noyer a fait disparaître une foule de plaques de gangrène humide.

Sous ce rapport cette observation doit déjà paraître moins *étrange* à MM. Salmon et Maunoury. Mais ce qui paraîtra et restera toujours étrange pour tout lecteur sérieux, c'est qu'ils ont altéré le sens de ce que j'ai écrit au point de me faire dire une grosse absurdité. Je veux bien en accuser leur légèreté seulement; mais quand on est si léger à deux, on ne devrait ni écrire, ni se faire imprimer.

Leur première remarque, que vaut-elle à son tour? Comment le diagnostic, supposé avant d'avoir vu le malade, n'a pu être confirmé au premier examen !! Quand on lit de pareilles billevesées, on rit de pitié : Hé quoi! on m'annonce un érysipèle de la face, on me dit en même temps que la tête est horriblement grosse et que le malade est enflé jusqu'au bas de la poitrine, et l'on voudrait que je n'aie pas l'idée d'une pustule maligne! MM. Salmon et Maunoury ont peut-être vu des érysipèles de cette taille; pour mon compte je n'en ai jamais observé avec de pareilles dimensions. Puis quand suis-je confirmé dans mon dire? Après le premier examen du malade. Il a été, je pense, assez complet et aussi complet qu'il était possible de le faire. Or le résultat de cet examen est consigné dans mon observation et l'on y trouve tout ce qui est nécessaire pour établir le diagnostic. Le malade est marchand de peaux de moutons, il a acheté dernièrement des peaux de moutons morts du sang de rate. L'œdème de la face est des plus considérable, il s'étend jusqu'au bas de la poitrine, il est très-dur à gauche sur les paupières, la tempe et la joue, où il est violacé et couvert de pustules ; les lèvres sont très-grosses, le cuir chevelu à droite, les paupières et la face du même côté sont très-gonflés : il y a des envies de vomir. C'en est assez, je pense, pour établir le diagnostic, un autre examen ne pourrait rien apprendre de plus. Si donc il y a à ce sujet quelque chose d'étrange, ce n'est assurément pas dans l'examen qui permet de poser un diagnostic entrevu à l'aide de renseignements fournis par des étrangers, mais bien dans la réflexion même de MM. Salmon et Maunoury qui ont voulu critiquer quand même et qui ont parlé pour ne rien dire.

Enfin leur deuxième remarque : qu'il s'agit de pustule maligne et qu'on en cherche vainement les traces dans l'observation, etc., etc., n'a pas une plus grande importance. Dans une lettre particulière on écrit souvent avec trop de laisser-aller, j'ai eu le tort d'y parler de l'œdème malin comme probable. C'était en effet chez ce malade un véritable œdème malin. Il était cependant facile de comprendre que les dénominations, pustule maligne et œdème malin, appliquées au même mal ne signifiaient pas que ce mal était à la fois une pustule maligne et un œdème malin. Il est impossible de ne pas saisir dans mon observation que ce mal était une pustule maligne se manifestant sous la variété de l'œdème malin, c'est-à-dire une pustule maligne sans son bouton caractéristique. Car l'œdème malin n'est que cela. Il ne fallait donc pas s'attendre à trouver dans mon observation les traces de ce bouton. M. Bourgeois, d'Etampes, l'a compris ainsi et dans le numéro du 29 août 1857 de la *Gazette des Hôpitaux*,

le rédacteur en chef rend compte ainsi de son opinion :
« Pour lui (M. Bourgeois) il s'agit bien là d'une belle et
« bonne pustule maligne ayant très-probablement dé-
« buté, comme le pense M. Raphaël, par un œdème
« malin des paupières. Mais ce fait n'est autre chose à
« ses yeux qu'une guérison spontanée de la maladie dont
« il s'agit. » Il ne s'est donc pas imaginé comme MM.
Salmon et Maunoury que j'ai pu prendre les pustules qui
recouvraient le côté gauche de la face de mon malade
comme autant de pustules malignes. Il sait très-bien que
dans l'œdème malin des paupières arrivé à un grand
développement, il se produit au loin des vésicules et des
phlyctènes que j'ai peut-être eu le tort d'appeler des
pustules. Mais M. Raimbert a le même tort que moi. A la
page 62 de son traité des maladies charbonneuses, après
avoir parlé des vésicules secondaires qui se montrent
irrégulièrement distribuées sur les parties tuméfiées et à
une distance plus ou moins grande de la pustule, il dit :
« Ces vésicules ou *pustules* secondaires ont souvent été
« prises pour de véritables pustules malignes. » Et à la
page 95 du même traité, on lit : « Deuxième catégorie :
« Observations de pustules malignes avec gangrène plus
« ou moins étendue, circonscrite et diffuse et avec *vésicules*
« *ou pustules secondaires*, symptomatiques ou critiques. »
M. Raimbert désigne donc aussi ces vésicules sous le nom
de pustules.

Malgré le dire de MM. Salmon et Maunoury, cette
observation est donc bien un véritable œdème malin des
paupières, arrivé à la fin de la troisième période des
auteurs ; et il n'y a d'étrange que ce qu'ils ont écrit à son

sujet. Dans leurs remarques ils ne font preuve ni de sagacité ni de bon sens. On les voit aveuglés par leur antipathie contre les feuilles de noyer, uniquement occupés à poursuivre tout ce qui tend à prouver leur efficacité.

Je viens de justifier le diagnostic des quatre observations que j'ai communiquées à l'Académie de Médecine ; et, n'en déplaise à MM. Salmon et Maunoury, ils n'en publieront jamais où le diagnostic soit mieux établi. Qu'ils veuillent bien réfléchir et ils se verront couverts de ridicule pour s'être permis de juger la manière dont M. Nélaton comprend la pustule maligne, lorsqu'il et puisqu'il admet comme démontré le diagnostic de mes observations (car il ne les comprend pas si mal, nous venons de le prouver), et pour avoir parlé avec une sorte d'ironie de cet habile chirurgien parce qu'il admet comme facile le diagnostic de la pustule maligne entre les mains d'un chirurgien habitué à observer cette maladie. Nous savons que telle est aussi l'opinion de M. Bourgeois, d'Etampes.

Maintenant que j'ai fait voir la conformité de mes pustules malignes et de celles de la Beauce, je comprends pourquoi MM. Salmon et Maunoury regrettent de s'occuper de ma description. « Nous parlons, disent-ils, de « la description de M. Raphaël, à cause de son traitement « par les feuilles de noyer. » Cela veut dire, ajouterai-je, cette description est si mauvaise qu'elle ne mérite pas qu'on s'en occupe. Mais là n'est pas la véritable raison de leurs regrets et c'est bien en réalité parce qu'ils vont eux-mêmes montrer la ressemblance de ma description avec celle des pustules malignes de la Beauce, je ne dis pas avec celle qu'ils donnent, mais avec celle des praticiens de la Beauce qu'ils citent. Quel artifice !

C'est sans doute pour le même motif qu'ils ont placé mes observations les dernières après les descriptions qu'ils donnent puisées dans plusieurs auteurs et praticiens, et dans la plupart desquelles on ne reconnaît qu'à peine les caractères de la pustule maligne. Ils ont sans doute espéré que frappé de ces descriptions erronées, le lecteur con. fondrait les miennes avec elles et qu'il en conclurait qu'il n'y a qu'en Beauce qu'on observe la véritable pustule maligne charbonneuse. Autre artifice !

Enfin je veux bien croire que le besoin d'abréger ait forcé MM. Salmon et Maunoury à faire des suppressions dans la narration qu'ils donnent de mon fait de Saint-Loup. On pourrait cependant y voir une autre intention que je m'abstiens de qualifier ; s'ils ont obéi à cette intention, ils sentiront bien ce que je veux dire, et cela me suffit. Cependant je ne peux pas ne pas voir dans les passages soulignés, combinés avec les suppressions dont je me plains, le désir de signaler de véritables sottises pour me faire remarquer comme mauvais observateur. Je vais reproduire ce que leur narration a mis de côté et l'on verra si l'observation de Saint-Loup est *étrange*, comme ils la font eux-mêmes en la tronquant. Pourquoi donc après avoir écrit en le soulignant, comme pour lui imprimer le cachet de l'absurde, *la glotte ou du moins l'orifice supérieur du larynx est lui-même œdémateux,* n'avoir pas continué ce qui en est la suite naturelle et explicative ; *aussi le malade veut cracher et avaler à chaque instant, il ne le peut, et quand il parle on perçoit un bruit de gras qu'on entend également à chaque respiration.* Pourquoi ? L'intention de MM. Salmon et Maunoury est trop manifeste pour qu'on ne puisse la saisir : c'est que la phrase qu'ils ont soulignée ne serait plus absurde, puisque la lésion qu'elle indique produit le gras que le malade fait entendre en parlant et qu'elle explique ce symptôme qui en est la conséquence, mais il n'y aurait plus eu intérêt à la souligner, et leur mémoire aurait perdu un de ses charmes ! Autre artifice ; c'est le troisième !! !

Mais expliquera qui voudra et comme il voudra pourquoi MM. Salmon et Maunoury, qui n'ont pas reproduit ce passage de mon observation où je note le bruit de gras en parlant, n'ont pas manqué de l'indiquer dans celle qui termine leur mémoire et avec quelle adresse ; je laisse au lecteur le soin d'en juger. Dans la nuit du 11 au 12 octobre, au moment où ils vont cautériser leur malade Albi, ils commencent par dire : « *La voix était empâtée par suite de l'infiltration du tissu cellulaire de la gorge,* » j'ai dit dans mon observation de la glotte ou plutôt de la partie supérieure du larynx ; je suis plus dans le vrai qu'eux et cependant ils me soulignent !! Puis le 12, à neuf heures du matin, ils disent : « *La voix est grasse.* » A voir ces détours, on dirait qu'ils visent à la priorité. Pour peu qu'ils y tiennent, je la leur cède volontiers. Ces questions de priorité sont de bien petites affaires. Mais ce qui ressort de cette comparaison, c'est le bruit de gras que font entendre en parlant notre malade de Saint-Loup et celui de MM. Salmon et Maunoury. Ce bruit dépend du volume de l'œdème et de son siége. Je me permets alors de leur demander si une maladie aiguë autre qu'une pustule maligne peut produire un pareil œdème. Ce bruit entendu chez nos malades est donc la preuve qu'ils étaient atteints du même mal.

J'aurais trop à faire si je voulais relever tout ce que MM. Salmon et Maunoury m'ont fait dire d'insignifiant ou d'absurde en citant ainsi isolément un mot ou une phrase de manière à en dénaturer le sens. Ainsi, en parlant de ma seconde observation, page 34, après avoir rapporté ce que je dis de l'induration qu'ils n'admettent pas, ils terminent en disant : « *Forme sèche, ajoute-t-il, de la* « *pustule maligne.* » Que signifie cette phrase ainsi isolée et qui n'a aucun rapport avec ce qui précède ni avec ce qui suit ? Et que signifie encore ce : *ajoute-t-il ?* Il suffit de lire pour saisir que ce mot : *ajoute-t-il,* n'a été mis que pour montrer que l'idée contenue dans la phrase : *forme sèche, etc.*, est absurde et ridicule. Mais ce qui est plus qu'absurde et plus que ridicule et que je ne veux pas qualifier, c'est de ne pas dire ce qui précède et ce qui suit cette phrase et de taire ainsi son véritable sens ; le lecteur aurait vu qu'il n'est pas déraisonnable, ainsi que je vais le démontrer en racontant ce qu'ils ont passé sous silence. J'ai dit dans cette observation, adressée à M. Nélaton sous forme de lettre, qu'au centre du noyau d'induration, se trouve une tumeur grande comme une pièce de un franc, arrondie, élevée au-dessus du niveau de la peau, d'une coloration violacée et surmontée dans sa circonférence de petites vésicules remplies de sérosité roussâtre, au centre desquelles on voit un point noir déprimé. Puis je continue et je lui dis : C'est la pustule maligne dont je vous ai parlé sous le nom de forme sèche, *par opposition à la forme humide* dont le gonflement œdémateux est plus considérable, plus transparent, plus tremblottant comme de la gelée, dont les vésicules sont remplies de sérosité jaunâtre et dont l'escarre centrale est jaunâtre et sans résistance à l'incision, au lieu d'être noire et dure au bistouri comme dans la forme sèche ; enfin, la cautérisation de la forme humide est plus difficile que celle de l'autre. On le voit maintenant, le mot *forme sèche* n'a plus rien d'absurde ; il ne s'agit plus que de savoir si j'ai bien observé et si les deux formes que je signale existent. Je ne comprends pas, pour mon compte, qu'on ait pu soigner un nombre même assez restreint de pustules malignes, sans avoir remarqué ces différences que j'ai notées ; elles sont très-nettes et très-tranchées, et comme elles sont assez fréquentes, elles autorisent les formes que j'ai indiquées. Mais MM. Salmon et Maunoury, plutôt que de prouver mon erreur, si elle existe, ont préféré me jeter le sarcasme immérité lors même que je me serais trompé. J'ignore le motif d'un pareil acharnement. Je souhaite qu'on les apprécie et qu'on les juge légèrement, si c'est possible.

J'arrive enfin à leur dernière proposition, à cette fameuse observation qu'ils donnent au lecteur comme enseignement de leur travail. Je vais montrer qu'elle a été mal choisie et qu'elle est de mauvais goût. Cette proposition est ainsi rédigée, on se le rappelle :

5° Nous terminerons par la rédaction d'un fait récent de pustule maligne où le lecteur trouvera, comme enseignement de ce travail, une hésitation dans le diagnostic, un emploi de feuilles fraîches de noyer, retardant par malheur l'usage de la cautérisation, une description et la marche jusqu'à la mort de la pustule inoculable de la Beauce, une inoculation mortelle.

Analysons rapidement cette observation et pourtant n'omettons rien. Un soir, vers six heures, 10 octobre, application de feuilles fraîches de noyer sur le cou du malade Albi, atteint de pustule maligne et légèrement ivre. Au lieu d'entrer à l'hôpital ce malade retourne à son auberge, et il garde les *mêmes* feuilles jusqu'au lendemain. On est en droit de demander comment elles sont restées appliquées. Le 11, il se promène toute la journée, pas de traitement; à quatre heures du soir, il entre à l'hôpital. Dès lors commence une nouvelle médication où les feuilles de noyer ne figurent plus que *tardivement*, momentanément, à deux reprises, sans continuité et appliquées sur des escarres qui paralysent leur action.

Cette observation, la seconde citée par M. Guipon comme un insuccès des feuilles de noyer, a donc été mal choisie, car elle ne prouve rien contre ces malheureuses feuilles qui n'ont en fin de compte été employées que d'une façon complètement insignifiante. Mais on dira : elles ont eu le tort de faire temporiser et de retarder la cautérisation de vingt-deux heures environ. Je réponds : quand Albi entre à l'hôpital le 11 à quatre heures du soir, après la première et unique application de feuilles de noyer, MM. Salmon et Maunoury disent que le mal est dans un état tel qu'ils croyent qu'il peut guérir seul : Les feuilles de noyer n'ont donc eu aucun tort. « L'apparence lac-
« tescente de la sérosité, disent-ils, nous faisait bien
« augurer de l'avenir et nous engageait à attendre sans
« pratiquer ni incision ni cautérisation. Nous résolûmes

« de temporiser, et en cela nous avions tort, (je le crois
bien, c'est même à ce moment seulement qu'il commence votre tort), pour savoir si nous avions réellement
« affaire à une pustule véritablement charbonneuse:
« Nous désirions savoir (malencontreuse velléité, blâmable désir, dirai-je même) si c'était une de ces pus-
« tules qui guérissent spontanément, avec tous les trai-
« tements possibles ou plutôt sans traitement. Nous nous
« bornâmes à appliquer sur la tumeur un emplâtre
« d'onguent de la mère. » Si un vice de traitement est
coupable de la mort d'Albi, ce n'est donc que cet emplâtre et non les feuilles de noyer. MM. Salmon et Maunoury n'ont appliqué cet emplâtre que, parce qu'aveuglés
par la passion qui déjà leur avait fait croire, dès mes premières publications de guérison par les feuilles de noyer,
à l'existence de pustules malignes bénignes, ils n'ont pas
su comprendre, dans leur acharnement, que l'apparence
lactescente de la sérosité était peut-être due à l'application,
tout incomplète qu'elle ait été, de ces feuilles et au lieu
d'en continuer l'usage, ils ont mieux aimé croire à la
bénignité, tenter une guérison spontanée, faire en un mot,
comme ils le disent, de la théorie. Pure théorie, ajouterai-je, théorie hélas dangereuse et fatale! C'est en cela
que cette observation est de mauvais goût et qu'elle
aurait dû rester dans leurs cartons.

La voilà donc cette observation vue dans toute sa
réalité à travers le résumé que j'en donne. Mais de plus
on n'y trouve rien qui autorise la dernière proposition de
leur mémoire. Il n'y a pas eu en effet hésitation dans le
diagnostic. Le mal est reconnu au premier examen et si

le lendemain on applique un emplâtre d'onguent de la
mère, ce n'est pas qu'on méconnaisse le mal, ce n'est pas
seulement qu'on augure bien de l'avenir, mais c'est bien
effectivement, on l'avoue, parce qu'on désire savoir si
c'est une de ces pustules qui guérissent spontanément.
Les feuilles de noyer ont, il est vrai, retardé la cautérisation, mais est-ce malheureusement? Evidemment non,
puisqu'avant de cautériser on trouve que l'état du mal
faisait bien augurer de l'avenir et qu'on applique d'abord
un emplâtre d'onguent de la mère. Je vais plus loin et je
dis que c'est un malheur de n'avoir pas continué les
feuilles de noyer, elles auraient peut-être guéri Albi. Je
n'en veux pour preuve que la transformation qui s'était
opérée dans la sérosité de la pustule et qu'on a constatée
après la première application des feuilles. Quant à la
description de cette pustule inoculable de la Beauce, elle
est bien loin d'enseigner ce que l'on désire. Dans le cours
du mémoire on a dit que la pustule inoculable de la
Beauce n'a pas de noyau d'induration et on le retrouve
dans celle-ci. Quel est donc l'enseignement que le lecteur
peut tirer de cette observation de MM. Salmon et Maunoury et en quoi vient-elle confirmer leur mémoire? C'est
bien, il est vrai, une pustule inoculable et féconde et qui
a fait mourir le malade. Mais prouve-t-elle que les pustules qui ne sont pas fécondes ne font pas mourir les
malades. Elle ne prouve donc rien de ce qu'ils avaient
intérêt à démontrer. Elle prouve au contraire surabon-
damment ce qu'ils avaient intérêt à taire, à savoir que la
pustule maligne est très-dangereuse et très-souvent mortelle, qu'il ne faut pas se fier à sa bénignité, que devant

un pareil mal il ne faut pas se laisser aller à faire de
la théorie et que si les feuilles de noyer en ont guéri
plusieurs, elles ont dû s'adresser le plus souvent à des
pustules malignes, charbonneuses et mortelles.

MM. Salmon et Maunoury le comprennent bien ainsi.
Les réflexions dont ils font suivre leur observation témoi-
gnent du regret qu'ils ont d'avoir tenté une guérison spontanée. Aussi ils s'écrient, comme pour s'excuser : « Bien
« que nous ayons observé déjà plusieurs cas de mort de
« pustule charbonneuse, nous en avons rarement vu
« marcher avec une aussi grande rapidité vers sa termi-
« naison fatale. » Je réponds en toute assurance, c'est
l'ordinaire avec la cautérisation par le fer rouge ; quand la
mort a lieu alors, elle arrive de trois à cinq jours après la
première visite. Je cite de mes insuccès avec le cautère
actuel :

Le 1ᵉʳ a résisté du 1ᵉʳ au 3 août 1843. — 3 jours.
Le 2ᵉ   —   du 22 au 25 juillet 1845. — 3 jours.
Le 3ᵉ   —   du 6 au 11 août 1845. — 5 jours.
Le 4ᵉ   —   du 24 au 28 juin 1846. — 4 jours.
Le 5ᵉ   —   du 15 au 18 mars 1847. — 3 jours.
Le 6ᵉ   —   du 9 au 13 décembre 1847. — 4 jours.
Le 7ᵉ   —   du 14 au 18 juillet 1850. — 4 jours.
Le 8ᵉ   —   du 25 au 29 novembre 1853. — 4 jours.

Albi, leur malade, du 10 au 14 octobre — 4 jours.

Il est dans la règle. Ils continuent encore comme pour
pallier leur faute : « Il est vrai, le tempérament et les habi-
« tudes d'ivresse de ce malheureux le prédisposaient forte-
« ment à cette invasion foudroyante. Il avait le teint avi-
« né, le système nerveux sous-cutané très-développé (se

comprennent-ils? Je ne comprends pas) « et le tissu grais-
« seux abondant. De plus, le jour de l'éruption de la pus-
« tule, 10 octobre, il se mit dans une demi-ivresse et il
« resta le lendemain insouciant sur la gravité du mal
« qu'il portait, et n'entra à l'hôpital que le 11 au soir. »
Toutes ces circonstances sont défavorables, je le recon-
nais, mais aussi elles sont évidentes dans le récit de l'observation. Pourquoi les rappeler, sinon par besoin de se justifier? Puis ils ajoutent, et c'est là ce qu'il y a de plus beau,
écoutons : « Malheureusement, nous-mêmes, nous devons
« le confesser, nous n'avons pas agi avec tout l'empres-
« sement et toute l'énergie que nous mettons d'habitude
(d'habitude est bon pour se faire excuser) « dans la mé-
« dication de cette terrible maladie, si protéique dans
« ses formes extérieures (j'ai prouvé que cette assertion
n'est pas vraie) « et si insidieuse dans sa marche (j'ai
également prouvé que cette seconde assertion n'est pas
moins erronée). « Lorsque le 10 au soir Albi est venu
« nous consulter et que nous avons reconnu, d'après le
« siége, la consistance et l'exiguité de la pustule, que
« nous pouvions avoir affaire à une pustule charbonneuse
(comme s'il y avait d'autres espèces de pustules malignes), « c'était à nous d'inciser et de cautériser active-
« ment au lieu d'envelopper le cou de feuilles fraîches de
« noyer (j'ai apprécié plus haut le mal qu'elles ont fait).
« Le lendemain soir, lorsque le malade est entré à l'hô-
« pital, au lieu de perdre quelques heures précieuses
(ah! oui, plus précieuses que jamais) sous le prétexte
« fallacieux d'un changement de couleur de la sérosité de
« la pustule (prétexte fallacieux! — Qui le leur a dit, l'ex-

périence? Mais ils ne l'ont pas, puisqu'ils n'ont jamais employé les feuilles de noyer), « nous aurions dû ne pas « faire de la théorie (j'ajoute pour dire tout le vrai, ne pas appliquer l'emplâtre d'onguent de la mère, moyen que l'expérience n'a pas encore consacré, c'est là la faute), « mais de la cautérisation énergique; c'est dans la nuit « du 11 au 12 que nous avons recouvert, après la cauté- « risation, le cou et la poitrine de feuilles fraîches de noyer; (il faut dire momentanément, et que pouvaient-elles faire à travers l'escarre), « il n'était plus temps. » Je le vois et le crois bien, mais il est facile de voir aussi que si Albi devait guérir, l'usage de l'onguent de la mère a été seul malencontreux.

Pour en finir avec cette observation et les réflexions qui la suivent, je dois dire qu'après s'être laissé aller au désir de tenter dans la pustule maligne une guérison spontanée, on est encore blâmable si, pour mettre en repos sa conscience, on accuse à tort des circonstances insignifiantes pour charger par ricochet la conscience d'un autre.

Mais guérit-on toujours avec la cautérisation? Pourquoi vouloir que les feuilles de noyer guérissent constamment?

Si je repasse ce qu'on trouve dans ce Mémoire, je n'y rencontre qu'ambiguités, détours, surprises, tentatives de malices, contradictions, propositions avancées et affirmées sans preuves expérimentales et description erronée de la pustule maligne de la Beauce. Qu'en pensent MM. Salmon et Maunoury? Ils en penseront et écriront ce qu'ils voudront, ils m'ont obligé à leur répondre avec sévérité, et cependant moins sévèrement que leur attaque l'aurait mérité. Mais à partir de ce jour, je ne répondrai plus qu'à des objections faites avec courtoisie et décence. Si donc je suis forcé de garder le silence, je n'en prendrai pas moins en pitié celui qui attaque la personne de son adversaire pour en diminuer l'individualité afin de relever la sienne et suppléer ainsi aux arguments qui lui manquent.

Sans le livre de M. Guipon, je n'aurais jamais connu le Mémoire de MM. Salmon et Maunoury; cela n'est pas bien. Faut-il au moins avoir l'énergie de ses opinions et les faire connaître à celui qu'on veut terrasser et surtout quand on le bat comme nous savons. Si donc paraît un autre Mémoire, je compte sur ces messieurs, je le recevrai, *non bis in idem.* Ils recevront le mien.

Concluons.

1° La pustule maligne est inoculable au mouton et au lapin. Donc elle est une maladie charbonneuse.

2° Il y a des pustules malignes fécondes et d'autres non fécondes.

3° Rien ne prouve que les fécondes soient toujours mortelles, rien ne prouve que les non fécondes soient toujours bénignes et non mortelles.

4° Il n'y a pas, entre les pustules fécondes et les non fécondes, de différences dans les manifestations symptomatiques qui indiqueraient et feraient comprendre une différence correspondant dans leur essence, leur nature ou leur condition d'être, de manière qu'on pourrait affirmer, d'après ces différences, quelles sont les fécondes et quelles sont les non fécondes.

5° Les signes physiques qui caractérisent la pustule inoculable de la Beauce, sont les mêmes, quoique MM. Salmon et Maunoury ayent tout fait pour établir le contraire, que ceux de toute pustule maligne. L'exiguité de la pustule n'est pas, comme ils le disent, un caractère de sa fécondité plus que l'absence du noyau d'induration.

6° Il est donc impossible de baser une différence de condition d'être, d'essence ou de nature entre les pustules malignes par cela seul que les unes sont *fécondes* et que les autres ne le sont pas. Ce serait dire que deux causes ou essences différentes produisent des effets semblables, et ce serait absurde.

7° Il y a donc pour les inoculations non fécondes certaines conditions, autres qu'une nature particulière des pustules, et qui empêchent la fécondité. Ces conditions qui nous échappent tiennent soit au sujet atteint de la pustule, soit au sujet inoculé.

8° En admettant l'absurde, que deux essences différentes produisent des effets semblables, c'est-à-dire en admettant que l'inoculation soit nécessaire pour déterminer le caractère charbonneux de pustules malignes qui se ressemblent d'ailleurs et en tout, il faudrait que celles-là seules qui sont fécondes fissent toujours mourir et que les autres qui ne sont pas fécondes ne fissent jamais mourir ; les premières alors seraient charbonneuses et les autres ne le seraient pas. Il suffirait de savoir si la pustule est féconde pour savoir aussi qu'abandonnée à elle-même elle ferait mourir et *vice versâ*, et l'on serait certain d'avoir appliqué le traitement nouveau sur une pustule maligne, charbonneuse et mortelle, si son inoculation était féconde.

Mais pour arriver à cette conclusion il aurait fallu instituer une série d'expériences très-nombreuses et impossibles à réaliser, puisqu'on serait obligé de laisser sans traitement une foule de malades atteints de pustule maligne et de les vouer ainsi à une mort presque certaine.

9° L'inoculation n'est donc pas la sanction de toute pustule charbonneuse.

10° La fécondité d'une pustule maligne guérie par un nouveau traitement ne peut même pas être une garantie de l'efficacité de ce traitement, puisqu'il n'est pas prouvé par expérience que toute pustule féconde soit nécessairement mortelle.

11° La sanction de l'efficacité d'un traitement se trouve dans un bon diagnostic établi sur les signes physiques, c'est-à-dire sur les manifestations symptomatiques qui caractérisent et distinguent la pustule maligne.

12° Ces manifestations caractérisent les quatre observations que j'ai communiquées à l'Académie de Médecine et ainsi chacune d'elles est une garantie de l'efficacité des feuilles de noyer.

13° Pour les incrédules et les difficiles, le traitement par les feuilles de noyer a deux fois la garantie d'une inoculation féconde.

14° MM. Salmon et Maunoury se sont donc donnés bien du mal et inutilement en écrivant un mémoire qui ne prouve rien de ce qu'ils ont voulu démontrer. Il fait voir qu'ils ne sont pas animés du véritable esprit philosophique qui fait marcher les sciences, car ils jugent et condamnent un moyen qu'ils n'ont pas employé et dont ils n'ont pas l'expérience. Ils limitent à leur vue très-étroite et d'après leurs faibles conceptions par rapport au traitement de la pustule maligne, toutes celles que Dieu a pu réaliser pour ce même traitement et entre autres la possibilité de guérir cette maladie par un moyen plus simple, moins douloureux et même moins dangereux que certaines cautérisations.

Quand MM. Salmon et Maunoury publieront quelque chose de nouveau et d'utile pour les malades, je l'accepterai avec reconnaissance. Je me hâterai de leur donner l'appui de ma pratique si faible qu'il soit et d'en user dans l'intérêt aussi de mes malades. Je m'abstiendrai surtout de leur faire une opposition *à priori,* sur des idées préconçues, sans preuves expérimentales, systématiquement et par cela seul que je serais froissé dans mes opinions. Si par hasard leur découverte me paraissait une erreur, je les remercierais encore de leurs efforts et je me garderais de chercher à les faire passer pour des sots en jetant sur leurs écrits et sur leur découverte l'ironie et le ridicule.

MM. Salmon et Maunoury n'ont donc rien prouvé contre le traitement de la pustule maligne par les feuilles de noyer, pas plus que l'Académie de Médecine; pas plus que MM. Froc, de Sermaises; Bourgeois, d'Etampes; et Guipon, de Laon. Tous l'ont jugé sans l'avoir expérimenté. C'est l'objection la plus sérieuse qu'on puisse leur adresser et à laquelle ils n'ont absolument rien à répondre.

Je termine en donnant une observation prise dans le mémoire que j'ai adressé à M. Nélaton. C'est la pustule maligne de la femme L***, l'une des deux qui ont été inoculées avec succès à des moutons.

Observation de pustule maligne guérie par les feuilles et l'écorce de noyer.

Le 27 septembre 1859, la femme L***, dont le mari est berger, me consulte à onze heures du matin, pour une pustule maligne avec bouton caractéristique, des dimensions d'une pièce de cinquante centimes, et qui a son siége à la partie antérieure et inférieure de l'avant-bras gauche, à trois centimètres environ au-dessus de la main. Il y a des démangeaisons, et de l'œdème jusqu'à la partie moyenne de l'avant-bras, pas de symptômes généraux. Des moutons meurent du sang de rate dans le troupeau que garde son mari.

Application de feuilles de noyer sur le bouton ébarbé. La malade garde le lit et elle boit pendant quatre jours des infusions chaudes et sucrées de fleurs de tilleul.

Le 28, mêmes démangeaisons, même œdème. Un peu de fièvre. Le bouton ébarbé est violacé, il s'écoule peu de sérosité sous les feuilles et la peau du voisinage n'a pas rougi. Même état jusqu'au 2 octobre. Toutefois l'œdème est un peu plus fort, il va jusqu'au pli du coude, le bouton s'est élargi, il y a de nouvelles vésicules à son pourtour sous lesquelles le derme est violacé. La fièvre a cessé; il n'y a pas de symptômes généraux, et cependant la malade ne peut se tenir levée sans avoir des faiblesses. Les feuilles dont on se sert me paraissent fanées quoique fraîchement cueillies; on en trouve d'autres très-vertes, qui cependant n'ont pas l'odeur qu'elles répandent dans la saison. Pourtant sous leur influence l'œdème diminue, l'écoulement de sérosité devient très-abondant, la peau rougit et prend de la consistance, les démangeaisons cessent ; même état jusqu'au 5. Alors apparaissent de nouvelles vésicules quoique l'œdème ait disparu. Je crois les feuilles trop avancées, je les remplace par l'écorce, les vésicules s'affaissent alors, l'écoulement séreux devient ainsi très-abondant, et, le 7, on voit autour du bouton un liseré grisâtre. Le 9, tout le bouton est d'un gris blanchâtre. La pustule est assurément arrêtée. En effet, l'élimination de l'escarre et la réparation se sont faites sans entrave.

Inoculation féconde de cette pustule maligne à un mouton.

Mardi 27 septembre 1859, on inocule un mouton à l'épaule, à dix heures du soir, avec tout ce que j'avais ébarbé le matin du bouton de la femme L..., c'est-à-dire partie de l'escarre centrale et aréole vésiculaire.

Ce mouton reste gai et vif pendant trois jours, il mange bien, la plaie même semble vouloir se cicatriser. Mais le vendredi, il est triste, suit les autres plus difficilement et ne mange plus avec autant d'appétit ; même état le samedi. Le dimanche 2 octobre, il meurt à neuf heures du matin, quatre jours et demi après l'inoculation.

A l'autopsie, tuméfaction molle autour de la plaie d'inoculation qui n'est point cicatrisée. Elle est verdâtre, et le tissu cellulaire environnant est plein de sérosité roussâtre. Le corps est gonflé en entier. Les intestins sont d'un rouge violacé ; la rate est tuméfiée fortement, ramollie et se met facilement en bouillie, elle est violacée et contient beaucoup de sang noir. Les poumons sont violacés, remplis de sang très-noir. L'intérieur de la peau est d'un rouge très-vif.

Le tableau qui suit montre que depuis 1857 jusqu'à la fin de 1870 j'ai soigné 79 malades atteints de pustule maligne ou d'œdème malin par les feuilles ou l'écorce de noyer, et que j'ai eu 73 guérisons et 6 insuccès, dont 4 morts, et 2 guérisons par la cautérisation après l'emploi du traitement nouveau. Ce qui donne une guérison sur 0,924 malade et un insuccès sur 13.1666. — En déduisant les deux guérisons par la cautérisation, il reste 77 malades : 73 guérisons et 4 morts, c'est une guérison sur 0,948 malade et un mort sur 19.25.

Tous ces malades, au nombre de 77, ont été soignés, pour 62, par les feuilles, pour 12, par l'écorce, et pour 3, par les feuilles et l'écorce successivement.

Ces chiffres parlent assez haut.

TABLEAU *des pustules malignes que j'ai soignées par les feuilles ou l'écorce de noyer depuis 1857 jusqu'à la fin de 1870.*

ANNÉES.	NOMBRE des malades.	Guéris.	Guéris par noyer et cautérisation.	Morts.	Morts par noyer et cautérisation.	Feuilles.	Écorce.	Feuilles et écorce.	VARIÉTÉS.	ÉPOQUES DE L'ANNÉE.	OBSERVATIONS.
1857	5	5	»	»	»	5	»	»	œdèmes, 1 pustules, 4	en juillet, 1 en septembre, 2 en octobre, 2	
1858	9	7	1	1	»	9	»	»	pustules, 9	en janvier, 1 en juillet, 3 en août, 2 en septembre, 3	Le malade mort faisait abus de boissons alcooliques. La guérison par la cautérisation après deux jours de l'usage des feuilles de noyer qui me paraissaient ne pas réussir, s'est faite en août.
1859	23	21	»	2	»	15	5	3	œdèmes, 2 pustules, 21	en janvier, 1 en mars, 1 en juillet, 2 en août, 7 en septembre, 7 en octobre, 2 en novembre, 3	Les deux morts sont les deux œdèmes : l'un de la paupière, l'autre du cou. C'est cette année que j'ai fait deux inoculations fécondes à deux moutons avec deux pustules malignes, qui ont guéri par les feuilles de noyer.
1860	2	2	»	»	»	2	»	»	œdème, 1 pustule, 1	fin septembre, 1 en octobre, 1	
1861	6	6	»	»	»	6	»	»	œdème, 1 pustules, 5	en juin, 1 en juillet, 2 en août, 1 en septembre, 1	En outre un malade atteint en juin d'un œdème malin du cou est mort six heures après ma consultation donnée chez moi. Je l'ai vu mourir et j'ai pu constater les symptômes du choléra qui diffèrent de ceux de l'intoxication charbonneuse quoiqu'avec des apparences de ressemblance. Et un autre guéri par la cautérisation. Son père l'a voulu.
1862	4	4	»	»	»	3	1	»	œdèmes, 3 pustule, 1	en février, 1 en août, 3 en septembre, 1	Deux autres malades guéris par la cautérisation : l'un, son père l'a voulu; l'autre, en décembre, n'avait près de lui que sa fille qui ne pouvait aller chercher les branches, ni monter sur le noyer.
1863	5	5	»	»	»	4	1	»	pustules, 5	en février, 1 en août, 4 en septembre, 1	Deux autres malades guéris par la cautérisation : l'un, son père l'a voulu; l'autre, était chez son oncle, on dut lui éviter l'embarras de faire courir aux feuilles.
1864	9	9	»	»	»	6	3	»	pustules, 9	en mars, 1 en juillet, 2 en août, 2 en septembre, 2 en novembre, 1 en décembre, 1	Un autre guéri par la cautérisation en janvier. A ma première visite j'ai jugé le mal trop avancé dans la 4e période pour appliquer les feuilles de noyer.
1865	4	3	»	»	1	4	»	»	pustules, 4	en août, 2 en septembre, 1	Le malade qui a succombé a été cautérisé deux jours après l'usage des feuilles de noyer qui n'amenaient pas d'amélioration.
1866	2	1	1	»	»	1	1	»	œdème, 1 pustule, 1	en juillet, 1 en décembre, 1	Un de ces malades, celui atteint de la pustule, a guéri en décembre par la cautérisation après l'usage pendant deux jours de l'écorce qui ne donnait pas d'amélioration.
1868	5	5	»	»	»	4	1	»	pustule, 5	en mars, 1 en juillet, 1 en août, 2 en septembre, 1	En outre, deux autres malades guéris par la cautérisation potassique par dilution : l'un en octobre et l'autre en novembre.
1869	4	4	»	»	»	3	1	»	œdème, 1 pustules, 3	en août, 2 en septembre, 1 en décembre, 1	
1870	1	1	»	»	»	1	»	»	pustule, 1	en août.	Une autre malade, vue pour la 1re fois et cautérisée au même moment dans la 4e période et à la fin, morte quelques heures après.
Totaux.	79	73	2	3	1	63	13	3			
		75		4		79					
			79								
	79		79			79					

TABLE DES MATIÉRES.

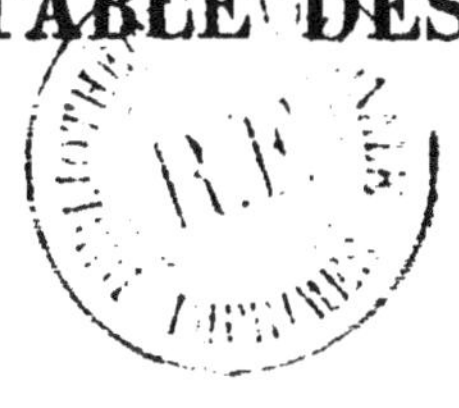

Provins. — Imp. de LEBEAU.

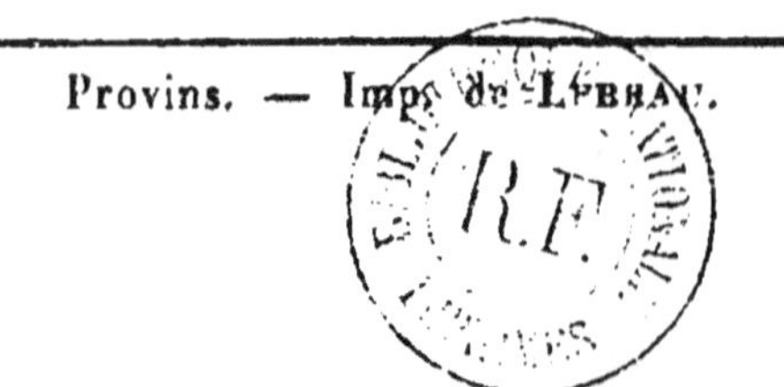